"逆行者"心理防护手册

主　编　张建新

副主编　祝卓宏　张　驰

　　　　骆　宏　陈　晶

应急管理出版社

·北　京·

图书在版编目（CIP）数据

"逆行者"心理防护手册/张建新主编． －－北京：
应急管理出版社，2021
ISBN 978 - 7 - 5020 - 8026 - 6

Ⅰ.①逆… Ⅱ.①张… Ⅲ.①医药卫生人员—卫生防
疫—心理疏导 Ⅳ.①R185 ②R395.6

中国版本图书馆 CIP 数据核字（2020）第 030482 号

"逆行者"心理防护手册

主　　编	张建新
责任编辑	闫　非　罗秀全
编　　辑	孟　琪
责任校对	陈　慧
封面设计	于春颖

出版发行　应急管理出版社（北京市朝阳区芍药居 35 号　100029）
电　　话　010 - 84657898（总编室）　010 - 84657880（读者服务部）
网　　址　www.cciph.com.cn
印　　刷　北京地大彩印有限公司
经　　销　全国新华书店

开　　本　880mm×1230mm$^1/_{32}$　印张　$5^1/_4$　字数　91 千字
版　　次　2021 年 3 月第 1 版　2021 年 3 月第 1 次印刷
社内编号　20201854　　　　　　定价　36.00 元

编委会

主　　编　张建新　中国科学院心理研究所

副 主 编　祝卓宏　中国科学院心理研究所

　　　　　张　驰　北京交通大学

　　　　　骆　宏　杭州师范大学附属医院

　　　　　陈　晶　中国科学院心理研究所

编 写 人 员（按姓氏笔画排序）

　　　　　马文慧　华北科技学院

　　　　　马永春　浙江省精神卫生中心

　　　　　马沙林　"微心战疫"志愿者服务队

　　　　　王　健　中国中医科学院广安门医院

　　　　　邓　炜　武汉体育学院

　　　　　卢　敏　中国科学院心理研究所

　　　　　闫　芳　首都医科大学附属北京安定医院

　　　　　孙香萍　中国人民解放军国防大学政治学院

　　　　　肖存利　北京市西城区平安医院

　　　　　沈连相　杭州市余杭区第五人民医院

　　　　　宗　焱　四川司法警官职业学院

　　　　　姜晓梅　甘肃宝石花医院

　　　　　高　丽　中国民用航空局民用航空医学中心

　　　　　　　　　（民航总医院）

　　　　　葛璐璐　广州市公安局警察训练部

蒋成刚　　重庆市妇幼保健院

"微心战疫"心理援助公益项目匿名志愿者

文稿朗读者（按姓氏笔画排序）

田一禾　　飞驰家工作室

代良轩　　安吉广播电视台

丛　玲　　杭州文广集团

孙彤俐苇　安吉广播电视台

芳　华　　北京人民广播电台

陈爱欣　　中国中医科学院广安门医院

凯　莉　　杭州市余杭区广电传媒集团

诺　亚　　重庆广播电视集团（总台）

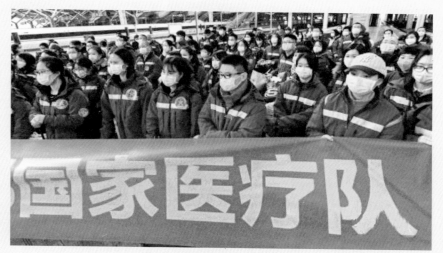

2020 年 1 月 24 日除夕夜，全国开始组织医疗队驰援湖北。①

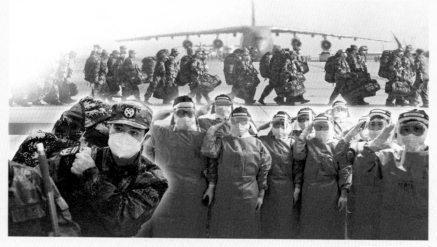

　　疫情就是战情。习近平主席作出重要指示：“全军要在党中央和中央军委统一指挥下，牢记人民军队宗旨，闻令而动，勇挑重担，敢打硬仗，积极支援地方疫情防控。”②

---

①　http://www.chinahaoren.cn/Articlebody-detail-id-75261.html
②　http://mod.gov.cn/education/2020-02/28/content_4861223.htm

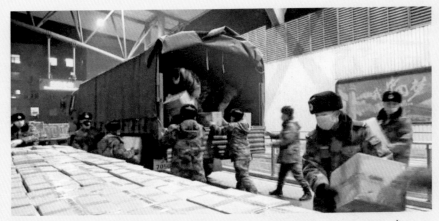

  2020 年 1 月 27 日晚，中国军队紧急运送 1.5 万套防护服发往武汉。官兵们争分夺秒，展示了中国军人的效率。[①]

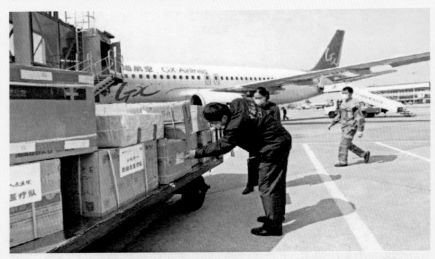

  在防疫战中，民航系统承担着运送医护人员与防疫物资的紧急任务，时间就是生命，他们争分夺秒跟时间赛跑。[②]

  ① http://sa.sogou.com/sgsearch/sgs_tc_news.php?req=DsxnMqwdFNSqXpBkt6YwTuF0wCkbUgYNRJBVARmZ6-s=

  ② https://baijiahao.baidu.com/s?id=1660407236559676560&wfr=spider&for=pc

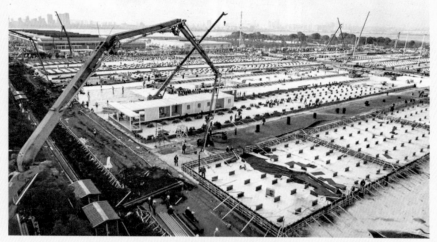

　　2020年2月8日，经过10多个昼夜的奋战，总建筑面积7.99万平方米、拥有1600张床位的武汉雷神山医院交付使用。这是一场与病魔的生死竞速，背后饱含着无数人的艰苦付出。①

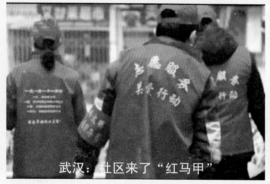

武汉：社区来了"红马甲"

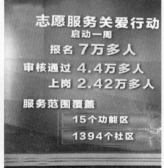

　　2020年2月23日，中央宣传部、中央文明办在武汉市启动实施"志愿服务关爱行动"，在全市范围内招募专项志愿者，很多市民积极响应，服务社区居民。②

---

　　① http://pic.people.com.cn/BIG5/n1/2020/0131/c1016-31565637-15.html

　　② http://www.nhc.gov.cn/xcs/xwbd/202003/6967214abd2c4a698aa3f781f7c21bf4.shtml

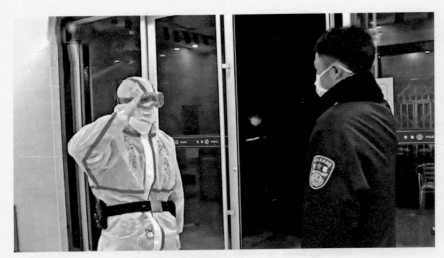

　　在社区防控一线，基层民警冲锋在前、无私无畏，无论白天还是黑夜，随时帮助转运疑似病人，尽职尽责守护人民。①

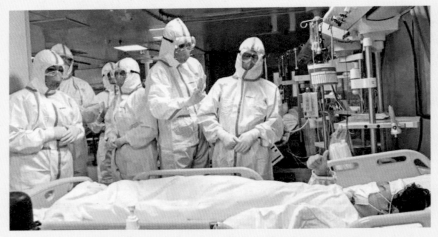

　　对于工作在抗疫一线的医护人员来说，病人病情的好转是他们最欣慰的事。②

　　① http://www.nhc.gov.cn/xcs/xwbd/202002/38034cd2ceb948b3ae45
8bdd96f26aac.shtml
　　② http://sa.sogou.com/sgsearch/sgs_tc_news.php?req=DsxnMqwdFN
SqXpBkt6YwTuF0wCkbUgYNRJBVARmZ6-s=

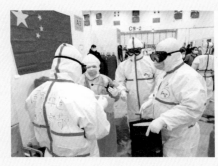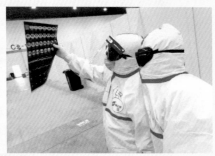

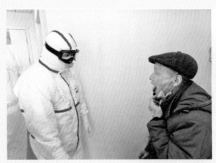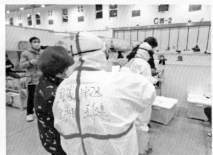

　　驰援武汉的中国中医科学院广安门医院的医生在武汉多家医院进行中医治疗和心理治疗。①

---

　　① 图片由中国中医科学院广安门医院心理科主任王健提供。王健为首批国家中医医疗队心理专家，自 2020 年 1 月 25 日至 3 月 31 日在武汉多家医院工作 67 天

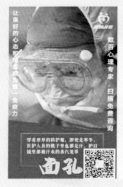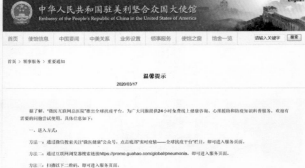

　　2020年2月1日，由中国灾害防御协会、中国健康管理协会、中国心理卫生协会联合微医集团发起"微心战疫"心理援助公益项目，免费为因疫情引发各类心理问题的全国民众，尤其是为战斗在一线的医护人员、公安民警和辅警提供心理测评、心理咨询、危机干预等心理健康服务。随着疫情呈现全球化的趋势，"微心战疫"开启海外版，为全球华人提供免费心理咨询服务。①

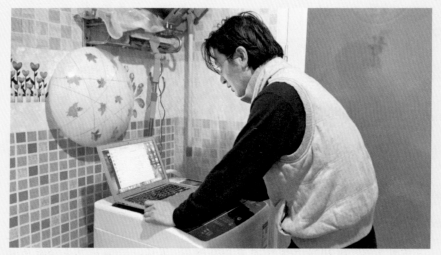

　　"微心战疫"心理援助公益项目志愿者队长，时刻与志愿者保持联系，随时处理工作中遇到的各种问题。②

　　① 左图由"微心战疫"项目心理援助公益工作组提供，右图来自
http://www.china-embassy.org/chn/lszj/zytz/t1757050.htm
　　② 图片由"微心战疫"心理援助公益项目志愿者队长马沙林提供

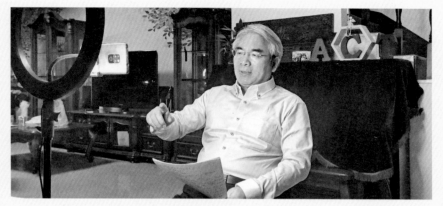

　　国内多位临床心理学和心理咨询与治疗专家为"微心战疫"心理援助公益项目志愿者进行网络培训和督导。①

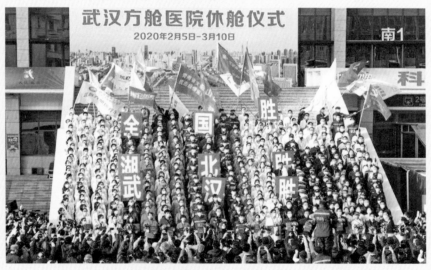

　　疫情发生以来，为满足"应收尽收"的要求，武汉市逐步改造一批体育场馆、会展中心，共建立 14 家"方舱医院"，从 2020 年 2 月 5 日开始收治首批患者，到 2020 年 3 月 10 日全部休舱，累计收治新冠肺炎轻症患者12000 多人，在轻症患者救治中发挥了重要作用。②

---

　　① 图片由"微心战疫"心理援助公益项目主要负责人中国科学院心理研究所祝卓宏教授提供

　　② http://www.zgmqfzw.com/redianjujiao/24361.html

序

　　特以本书向走向抗击新冠肺炎疫情一线的广大阻击者们致以最崇高的敬意！他们被人们赋予一个十分响亮的名称——"最美逆行者"。在当下的语境中，"逆行者"等同于"英雄"的称呼。

　　本书记录了这些"最美逆行者"在抗疫一线留下的感人故事，并提供一系列心理学工作者为"逆行者"准备的简单易行的自我防护手段。为了"逆行者"的身心安康，为了让他们早日回到亲人的身旁，不再远远地与自己的亲人隔空拥抱，所有编著者怀着一颗赤诚的心废寝忘食地写作，仅用了不到两个星期的时间完成了全书的创作！

　　本书直接描述的"最美逆行者"包括了医生、护士、社区工作者、志愿者、安保人员、军人、民航从业人员、应急救援人员、一线媒体人员、火神山和雷神山医院的建设者。当然，还有许许多多的志愿人员也战斗在武汉和其他传染隔离区，他们也是"最美逆行者"。

　　新冠疫情的感染重镇在湖北武汉，那里就是阻击战的最前沿阵地，那里矗立着个人生死存亡的分界线。人之常理告诉人们，为了生命安全要尽快远离感染中心。然而，常识又告诉人们，此时离开武汉的人们会使感染范围极大地扩张，使更多人们的生命安全受到威胁。因此，就一定要有人悖理而动，明知新冠传染凶，偏向武汉阻击行，去帮助还生活在那里的人们摆脱死的威胁、启动生的希望。这一群群的抗疫"最美逆行者"便因他们向死救生的行动，而再次在中华大地上得到最为广泛的认同，让无数的人们为他们"感动、感激、感恩、感谢、感触、感怀、感悟、感慨、感戴、感佩、感念、感美、感服、感泣、感颂、感恸、感奋……"因着这种带有深切情感的认同，全国人民在大疫面前又达至空前的万众一心！壮哉，我们的"最美逆行者"！

1998 年南方洪水灾害、2003 年非典型肺炎、2008 年四川汶川大地震、2015 年天津滨海新区危险品仓库爆炸事故……在每一次抗击重大灾难的过程中，都留下了"逆行者"的最美身影。他们要去挑战的是个体难以战胜的强大敌人：洪水、病毒、余震、大火，然而他们却义无反顾地逆行。这是因为他们知道，身边还有众多的同行者，人心齐泰山移；这是因为他们相信，舍小家顾大家，死亦重于泰山；他们的逆行定能够将灾害受难者拉回到生的世界。

"逆行者"一词只在特定的救灾语境之下才有着激励人心的意义，一旦灾难过去、生活如常之后，它自身的积极意义或会逐渐衰减下去。毕竟人类历史滚滚潮流，逆之者亡。所以，我本人更愿意将"最美逆行者"称为"向死救生者"。

电视上每天播放的各地为医护人员送行的仪式都会感动亿万观众。送行的家属与"逆行者"相拥而泣，有些甚至大声哭着对自己的爱人喊出："我爱你"！这种仪式与战争年代人们将自己的亲人送往前线的场景无异，人们内心充盈着一种与亲人生死别离之情，也满含着对亲人去救死扶伤的崇敬自豪之意。所以，在亲人心目中，在每一个观众心目中，他们就是伟大的"向死救生者"。

阻击新冠肺炎疫情中逆行（向死救生）者多像尼采笔下的超人呀，他们的生命因其自觉而勇敢（坚强的意志）地行向生死边界、救他人于生，因其克服死亡恐惧逆向行进（悖逆人之常理）感动、感服和感奋了亿万人心，而变得光辉灿烂、万世永续。当你仔细阅读本书所讲述的故事时，若也能联想到人们对死亡的恐惧，你就更会察觉到本书每个故事背后潜藏着的"逆行者"的生命之光。

本书要为这些"逆行者"提供些许心理学的帮助。从书的目录来看，书中心理学的支撑内容涉及人们如何认识和应对应激状态下的情绪反应、认知问题和行为问题。情绪反应包括了焦虑紧张、恐慌恐惧、愤怒冲动、内疚抑郁，认知问题包括了注意、记忆闪回、怀疑、过度警觉等，行为问题则主要包括麻木冷漠、回避他人，以及睡眠质量等。

目前咨询心理学能够为人们提供支持的主要逻辑是：①凡个体行为出现问题，那一定是由除环境因素影响之外，于个体内心存在的心理因素所致；②凡个体心理本身出现问题，则一定是由其认知变量和情绪变量相互影响所致。当然，除上述两条途径之外，临床心理学还提供了第三条逻辑路径，即个体行为和心理的问题应该寻求其背后的生物学（大脑神经、生理生化和遗传基因）因素。但总体而言，绝大多数的新冠疫情心理援助所依据的主要还是前面两个逻辑。本书提供帮助的思路也基本相同。按照心理学研究方法学术语，研究对象无外乎涉及这样几类变量：自变量（引起其他变量发生变化的变量，在实验中是被操纵的变量），因变量（由一些变量变化而受到影响的量，在实验中是被测定或被记录的变量），中介变量（是自变量对因变量发生影响的中介，为自变量影响因变量的内在实质性原因变量），调节变量（是影响自变量和因变量之间关系方向和强弱的变量）等。也就是说，按照上述逻辑①，心理援助是希望通过操纵心理变量来改善行为问题，而按照上述逻辑②，心理援助则或者通过调整认知变量来改善情绪问题，或者通过调节情绪变量来纠正认知问题。

但如果我们将"逆行者"改称为"向死救生者"，或许我们的心理援助思路就会更为开阔。面对生死，死亡恐惧这个人们潜意识中最为深层的心理表象被提升到意识层面。由于他的出现，所有意识中其他的心理表征或者表象便随之发生了改变，而无论它们是认知变量还是情绪变量，这些心理因素的变化就自然而然地进一步影响到人们的行为。所以，从心理学的视角出发，在生死应激情境下，死亡恐惧应该是最前端的自变量，而我们通常提及的情绪和认知变量则大多可被视为中介或者调节变量，终端的因变量则是人们的应激行为。由此推论，新冠肺炎疫情中的心理援助最根本性目标是要触及人们的死亡恐惧。

尽管中国人忌讳谈生死，但面对生死关口，那些由深层恐惧引发的行为却是无法掩盖的，比如，一些人过度洗手的自我消毒行为导致手部生物组织发生病变；一些人因为不戴口罩或者尝试拉下他人的口罩而遭到周围人的暴力行为；受到感染的医护人员想到可能就此诀别亲人而产生那种无助绝望行为，等等。对于这些人，若心理咨询只是限于要求他们"要保持冷静和理性""要平稳自己的情绪"等，实际上是难以解决根本问题的。

恰巧在我考虑如何为本书写序的时候，读到下面这样一个故事。它发生在停泊在日本横滨、有数百名乘客感染新冠病毒肺炎的钻石公主号邮轮上。有一对来自美国的80岁老夫妇不幸被检出感染病毒，然而他们没有怨天尤人，反而乐观面对，只有耸耸肩一笑置之。两位老人表示，当他们知道两人已经被列入美国的禁飞名单，直到体内再没有病毒才能回国时，心里没有难受，却大赞东京的医院照顾周到，设备又新又好，医生和护士都很友善，留在那里感到很开心。脸上挂着灿烂笑容的老夫人还说："所以我们不情愿地做了白老鼠。"

这个故事告诉我们，面对生死时，并非所有人都会表现出死亡恐惧。那么，在他们内心深处是否存在着某种能够压制住死亡恐惧的力量，使他们能够坦然应对，甚至乐观地微笑。上述故事结尾的一句话或许做出了某种暗示，美国老夫妻是了解科学研究的。或许正是由于他们对科学具有的坚定信念，使他们相信科学能够解决的问题，他们就无须害怕担忧；而科学尚不能解决的问题，即使歇斯底里地渴望祈求获得他人的救助，其实也无济于事，或许老夫妻还有着保持终身的宗教信仰。

还有一个古希腊著名的故事是，公元前399年，苏格拉底被指控不敬神和毒害青年，被雅典公民大会判处死刑。他的朋友克里托曾经到牢房里劝他逃走，并妥善安排了一切，但被苏格拉底拒绝了。当毒酒被端到他面前时，苏格拉底镇静而毫无畏惧地一饮而尽，之后他慢慢地在屋子里踱步，然后双腿发沉，躺了下去，最后安详地闭上眼睛。他在死亡面前的冷静让人惊心动魄，绝对无愧于那个时代"最勇敢、最聪明、最正直的人"这一称号。苏格拉底心理上为何强大到如此平静地面对死亡呢？原因或许在于，他的哲学思考力量远远战胜了死亡，他在心理上已经超越了生死。对他而言，死不过是生的延续和超越而已，它不过是在一个人经过艰苦的哲学修炼后的自然归宿。那么，他又怎么会害怕死亡呢？

总之，这两则故事启示我们，心理学是能够找到方法去帮助人们应对死亡恐惧的。除了让科学心理学继续深挖死亡恐惧背后的生物学、甚至物理学的物质基础之外，应用心理学也要努力用自己的独特语言去探索和建构那些能够抑制死亡恐惧的心理能量，并于日常生活中人们的内心去滋养和培育这样的信念化、哲学化的心理能量，从而最终使人们在面临生死时不再完全被死亡恐惧所支配。

那么，那些能够抑制死亡恐惧的心理能量究竟是什么呢？心理学发展过程中出现的许多流派都先后给出过相关的理论构想。就像我前面提到过的那样，或许存在主义、建构主义等心理学派在这方面所做的探索，更值得从事灾难心理援助的心理学工作者很好地学习和把握。当然，我们还可以也更应当从历次大灾大难中的最美逆行（向死救生）者身上寻找答案，比如黄继光为理想和信念飞堵枪口的献身精神。

本书专门为新冠肺炎疫情中的"逆行者"送上心理防护知识，并探究他们身上最为闪亮的人性光辉，这或许也是心理学工作者开始思考灾难中的死亡恐惧及其抑制心理能量的一次有益尝试。本书的一大特色，除纸质阅读服务之外，还提供了音、视频内容。读者可通过扫描封底二维码，听心理专家告诉你如何去调整自己负性的情绪，以及偏差的认知和行为，从而使自己"向死救生"的助人行为更为有效。

我要特别感谢四位副主编，因为他们在为"逆行者"高声唱诵中产生的激情和创意，才有了这本献给"逆行者"的小书。要感谢各章节的作者，他们在抗疫的工作中已经十分繁忙，但一听说要编辑出版这样一本具有特色的抗疫心理援助的书，毫不犹豫地认领各自所专长的相关内容，快速地完成初稿并提交给出版社。

日本著名作家村上春树曾说："死并非生的对立面，而作为生的一部分永存。"向死救生的"逆行者"永存！

二〇二〇年二月二十五日
于天坛西门家中

《"逆行者"心理防护》音频版序

庚子之年，春节之际，新冠肺炎疫情来势之汹、传播之烈、范围扩散之广、社会面临的挑战之大，前所未有。习近平总书记将这场疫情防控战称为"人民战争、总体战、阻击战"。为了打赢湖北保卫战、武汉保卫战，4万多名医护人员从全国各地驰援湖北、武汉，还有数以万计的军人、公安干警、火神山医院及雷神山医院的建筑工人、应急救援人员、基层公务员、社区工作者、媒体人员、航空从业人员、志愿者等加入其中。他们被称为最美"逆行者"。由于这场抗疫之战艰苦卓绝，已经有3000多名医务人员感染，还不时传来一线医护人员、公安干警、基层干部牺牲的噩耗，一线"逆行者"们冒着被感染的风险，与时间赛跑，同病魔较量，身心压力巨大。为了能够帮助他们做好心理防护、情绪疏导和压力管理，我们组织了富有经验的心理专家对一线人员进行访谈，编写并录制了这本《"逆行者"心理防护》（音频版）。

本书分为3个部分，第一部分记录最美"逆行者"在抗疫一线留下的感人故事及他们的常见压力源；第二部分针对一线人员常见应激反应提供有效的应对策略；第三部分提供压力管理操作技术的指导语音和示范录像。为了方便一线人员使用，我们将全部内容制作成语音或视频，希望在他们辛苦工作之余或轮休之际，能够为他们身心赋能，疏导不良情绪，缓解过度压力，改善睡眠。

书稿组织过程中得到了中国灾害防御协会社会心理服务专业委员会和中国健康管理协会公职人员心理健康管理分会的大力支持，同时引用由成都星巢文化传播有限公司制作的歌曲《致敬最美的逆行》，歌曲由四川科技职业学院天府与艺术传媒学院刘念作曲，四川大学文学与新闻学院邹阿玲作词，重庆市沙坪坝区文化馆杨洪演唱，在此向提供帮助的单位和专家表示诚挚的感谢！

寒冬将尽，春天如约而至，我们坚信一定能打赢这场疫情防控的人民战争，愿"逆行者"们都能平安地回到温馨幸福的家中，愿疫情的阴霾早日散去，愿祖国大地重新焕发蓬勃生机！

谨以此书向勇敢抗击疫情的最美"逆行者"致以崇高的敬意！

《"逆行者"心理防护》编委会

2020 年 3 月 2 日

朗读者：代良轩，安吉广播电视台

编 写 说 明

　　每当突发事件来临，总有"逆行者"挺身而出、迎难而上，以其行动甚至生命恪尽职守、无私奉献。自然灾害、事故灾难、公共卫生事件和社会安全事件等突发事件，对"逆行者"而言，就如同冲锋的号角，是其义不容辞参与突发事件应对工作的号令。

　　本手册的编写初衷是为抗击新冠肺炎疫情的"逆行者"提供心理支持，因此压力（stress，也译作"应激"）来源分析以该疫情中的"逆行者"故事为范例。而突发事件的类型是多样的，灾害、事故、案件现场等各种情境中我们可以看到无数"逆行者"的身影。他们的具体压力源或有不同，但压力反应及应对策略具有相通性，因此我们希望本手册可以成为所有"逆行者"心理防护的助力工具，帮助他们理解自身压力的来源和反应，学习自我调节应激反应的实用技术，维护心身健康，提升工作效能。

　　压力是我们日常生活、学习和工作中的常客，希望本手册可作为广大读者应对日常压力的好帮手，通过干预技术的日常练习，提高心理素质，不断增强自我觉察、自我认知、自我理解、自我调节的能力。

　　为了让此书尽早以一线抗疫人员易用的方式发挥作用，在编委会和出版社的共同努力下，2020 年 3 月以电子版的形式及时出版了此书实操性强的部分，部分心理防护操作技术还录制了视频。而与压力应对、心理防护有关的理论知识只在纸质版中呈现。为了减少篇幅，张建新主编为本书所做的满含深情和深意的序也没有在电子版中发表，只在纸质版中可见，因此这些内容没有对应的音频，特此说明。电子版可通过扫描封底二维码观看收听。

值得欣慰的是，武汉前线医护人员对电子版内容给予了非常积极的反馈和肯定，并且希望能够看到此书的纸质版。我们力求此书内容全面系统、通俗易懂，便于使用和掌握，希望这种文字与音视频结合的形式能够给读者们带来更好的使用体验和效果。真诚感谢本书的所有朗读者，他们以对"逆行者"的真挚情感和专业的声音表现为文字赋予了更强的感染力！

书稿组织过程中得到中国灾害防御协会社会心理服务专业委员会和中国健康管理协会公职人员心理健康管理分会的大力支持；书中引用由成都星巢文化传播公司制作的歌曲《致敬最美的逆行》，歌曲由四川科技职业学院天府与艺术传媒学院刘念作曲，四川大学文学与新闻学院邹阿玲作词，重庆市沙坪坝区文化馆杨洪演唱，在此向提供支持和帮助的单位和专家表达诚挚的感谢！

《"逆行者"心理防护手册》编委会

2020 年 12 月

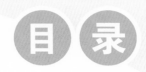

目录

第三部分　压力下常见身心反应及应对策略 / 69

第四部分　心理防护的操作技术 / 123

第一部分

"逆行者"故事及压力源分析

医　生

这是一个真实的故事，一位在一线重症监护病房医生的内心独白。

这段独白从忙碌了一天后离开重症监护病房开始说起。

对于在武汉隔离病房里的医生，大家都习惯了每天下班后这样一个程序化的过程。

回到驻地；走进缓冲区，换下外出的服装，装入自己的麻袋包裹；再穿过过道，换上去房间的衣服；最后走进自己的房间，再脱掉从一楼到房间的衣服，直接冲进卫生间，冲个热水澡……

都不知道是星期几了，总之，日复一日，周复一周。然而，今天再次完成这个程序化过程的时候，我们的主人公内心却是怀着一份忐忑。每天一步一步地小心，但百密还是会有一疏。今天离开隔离病房，在第二缓冲区脱下防护服时，发现垃圾桶满了，于是不自觉地去扎住垃圾袋准备换掉的时候，扎紧垃圾袋的这个动作激起了一股气流直冲面门。下意识地一个躲闪，心里想着糟糕了！这里面没准就有新冠病毒啊，这下中招了！所幸的是，还有 N95 口罩戴着，要到第三缓冲区才脱。到处都是坑啊，不换又看不下去！出来后第一次用酒精洗脸，安慰一下自己，应该没事，应该没事。这个时候，脑子里挺乱！

"这个流程有缺陷，需要提醒护士长做个修改。"

"怎样保证及时添加消杀物品及整理垃圾到位。万一其他同事也中招呢？"

"下次要碰，还是要穿好防护再去整理安全一些。"

"哎呀，都怪自己平常关注不够。"

其实自己的经历只是每天生活中的一幕，来到武汉之后，生活和工作上很快就进入了节奏，由于各方面的保障都比较到位，所以，现在比较大的压力还是来自于类似上述情景中的"防护漏洞"！毕竟新冠肺炎的传染性强过SARS，尤其是在一线目睹了武汉医务工作者的感染，病房里看到那些家庭聚集性的感染病例，这种体会更加深刻。而作为一线人员整天接触确诊病人，工作中又需要完成各种医疗操作，暴露和被感染的风险自然大大增加，如果说没有压力那真是骗人的。在我们没有熟悉整个流程的时候，每天会小心翼翼，生怕哪个环节疏漏。熟悉流程之后，也会担心自己习以为常之后会否一个大意，感染了自己不要紧，但实在是对不住组织，对不住大家了。医务人员"零感染"真不是空喊口号，自己可千万不能成了首个反面典型，那真是给单位丢脸，给医务人员丢脸了，给国家丢脸了。

不少调查显示，当前支援武汉的医务人员压力首位来自"对暴露和被感染的担忧"，上面的故事恰恰反映了面对传染性较强的新冠肺炎病毒，每个一线的医务人员除了做好本职工作之外，还要提防被感染的潜在风险。

除了上述的担忧外，"自身防护不到位"也是让人颇感压力的事情。虽然目前各种所需防护物资都能得到保障，并且物资供应的流程在不断优化，但一些现实的问题还是不可避免的，诸如 N95 口罩、防护服、护目镜质量不一；感控人员无法在每个诊疗环节给予检查和指导，特殊时期大家对防护也存在着不同的理解和认识，这些都是每天伴随着医务人员的无形压力。

此外，"医疗设备不足带来的无力感"。在重症专业的医生团队中表现得尤为明显。重症医学科一般都配置了最好的抢救条件，包括设备、人员，但目前前线不少"重症病房"并不是 ICU，甚至因为所有楼层均改为肺炎病房，大量病人需要吸氧，中心供氧连氧流量都无法满足需要，硬件达不到气管插管呼吸机辅助呼吸，这都给医务人员带来一种无力感和挫折感，心理冲突特别大，有时会产生内疚和自责，认为自己无法发挥专业特长，甚至产生一种强烈的违背职业道德感。

"面对死亡病例时的内疚和自责"也是困扰一线医务人员的一个心理负担。每个志愿投入一线的医务人员特别希望能够尽力挽救每个生命，然而看到那些生离死别，内心的沉重感会特别明显。

此外，诸如新环境和新流程带来的适应性压力、医护沟通的压力、后方的疫情以及家庭中的后顾之忧等，这些都会让一线医务人员牵肠挂肚。

当然，一线医务人员所感受到的压力，如果从细微处去分析和探讨，可能还远远不止上面所罗列的。对于每位听众来说，我们在这里的陈述，目的正在于提升你对这些压力源的意识和认识。换言之，我们能够越早意识到压力，才有可能自己做出最合理应对，也就有可能去积极寻求帮助。您此刻听到的一段分享，正是基于这样一个初衷为您提供的。

文稿撰写者：骆宏，杭州师范大学附属医院

朗读者：丛玲，杭州文广集团

护　士

　　有人问我们，现在的工作有压力吗？第一个反应是，没有什么压力！再仔细想想真的没有压力吗？其实有点说不清怎样的感受就称之为有压力了。这里可以确切地描述一下自己来到武汉前后的心路历程。

　　其实报名时什么也没想，护士长发了支援的信息，就报名了，也没和老公商量，说心里话就是比较担心儿子没人管。所以，接到通知后就和老公说了这事，老公还是比较支持的，于是，管儿子的事就交给老公了。

　　抗疫一线是什么样子？许多医护人员在报名时还只能是想象，直到真正走进隔离病房，才会有切身感受。一开始，对这个疾病没有很深入的了解，只是觉得比较严重。其实经过这几天的上班，觉得没有像自己想象中那么可怕，新冠肺炎传染性是高，但是死亡率不高。如果能够早期就住院接受治疗的话，应该状况会好很多。刚到武汉的时候，最担心自己会被感染，总是在想万一被感染了怎么办？不过慢慢地不担心了，因为方方面面传来的信息都告诉我们，如果不幸真的被感染了，立刻会把我们直接送回后方，有了这样的组织保障，就没啥好担心的了。如果说，还有什么小纠结，那就是对医院防护服的担心了。由于来自不同的厂家，质量参差不齐，每天穿的时候都会特别仔细，自己安慰自己，大不了穿两件吧！

　　说到每天的具体工作，从一接班就开始落实每个病人的服药、用餐情况，再执行抽血、输液、换药、检查等，重症患者轮椅功能训练，再到监测生命体征，这些工作流程跟往常没太大的区别。由于护工的缺乏，我们还需要承担一些辅助的清扫工作，这些都没有什么大不了的，只是被透不过气的防护服裹着，动作明显要笨拙些，有时会有透不上气的感觉，这个时候才觉得身体好真的挺重要！将近七个半小时，我们不吃不喝，不能上厕所，身上衣物在干湿间反复交替，脱下防护服那一刻从头到脚都湿透，说实话真是头晕目眩。

　　下了班，大家都有点"强迫症"的味道，唯恐自己没有消毒干净，把病毒传给身边人。除了去医院，一般不允许出酒店，也不能互相串门，下班回来就进入自己的房间，三餐也是以盒饭的形式送到房间内。在房间内待久了，都没有说话的人，自然也会特别想家。

压力源分析

　　在思考如何帮助驰援人员更好地应对压力的同时，我们对支援武汉四院的医务人员进行了一个简单的问卷和访谈调查，了解大家可能感受到的压力，36名护理人员完成了这项调查，给我们提供了一个大致的压力现状轮廓。

　　调查中77.22%的护士担心自身被感染。与访谈调查相比，虽然不少护理人员在口头上表达了对感染的不担心，但这种表达之中可能更多的是呈现了一种对自己的鼓励。面对这样一场爆发的甲类管理传染病，作为每天与患者密切接触的护理人员，需要照顾患者所有的治疗陪护及饮食起居，被感染的概率毫无疑问是很大的。

58.33%的护理人员表达了新环境中业务不熟悉带来的担心。此次支援武汉，对于参与不同救治场所工作的护理人员来说，从病房组建、人员组合、流程设计、诊疗规范等一系列工作都是全新的，即便资深的重症医学科护士也不敢百分百保证自己对传染病防控有足够的熟悉，所以，这种新处境带来的压力也是可想而知的。

47.22%的护理人员担心医患冲突导致的暴力事件。从早期的新闻报道中，我们时不时会看到一些医护人员防护服被撕，护理人员遭到病患谩骂的事件发生。加之短时间大量病患救治带来的资源不充足不平衡问题，使得大家担心有可能发生医患冲突。

除了排在前三位的压力源外，50%的护士自诉饮食不习惯，44.44%的护士害怕家人担心，同样44.44%的护士因为三班倒而出现睡眠问题。至于类似压疮带来的烦恼、伙伴配合带来的困扰之类的压力则因人而异，无法归类了。

某种意义上说，身处一线的护理人员既和全国人民一样要面对这样一个传染性极强、影响面巨大的重大公共卫生事件所引发的应激反应，还要作为冲在最前线的"战士"面对各种复杂状况和意想不到的各种意外。后者某种意义上是一种细沙样的压力，就如同鞋子里的沙子，不见得一下子影响我们走路，但总是有意无意地影响着我们的感受和状态，从而成为一种特别耗人心神的压力源。正如开场时候谈到的，当我们问及每个护理人员，有压力吗？大家的第一反应是：可以承担，没有压力！这也意味着，我们描述的压力源不一定会引起护理人员自身特别重视，甚至有时会让大家觉得自己承担着这么光荣的使命，似乎去谈压力是一件不怎么光彩的事情，而对面对的压力采取了"屏蔽"。要知道，如果我们较长期身处其中，却又不能正确面对，那么后续对我们的影响则是潜移默化和深远长久的。

总之，如何能够帮助白衣天使识别自身遭遇的压力，特别是细沙样的压力，那些生活中细小琐碎，不足挂齿的"小事"，对于维护护理人员的身心健康具有重要意义。

文稿撰写者：骆宏，杭州师范大学附属医院
朗读者：丛玲，杭州文广集团

志　愿　者

　　我是"微心战疫"心理援助公益项目的一名志愿者，曾是一名医学工作者，2003年非典时被隔离过。仍记得当时的无助、巨大的压力和恐惧。在看到武汉求援、医护人员吃方便面年夜饭时，我泪如雨下。我知道心理学能帮到疫区，于是开始投身于抗击疫情的心理援助志愿者工作中来。

　　用心理学去支援疫区是最初的发心。

　　大量志愿者快速涌入，社会资源汇集。我感动于志愿者的奉献精神，看到非常多志愿者的废寝忘食、奔走、呼喊、组织。咨询师志愿者们以自己的倾听、内心的柔软来分担一线人员的压力和焦虑。

　　困难、质疑、问题一个个出现，随着志愿者团队飞速扩大，临时组建团队的各种问题开始凸显，如核心人员因家庭、个人变故不能继续，有沟通不畅造成误会，甚至是伤害，有经验不足造成的时间浪费。

　　但工作不能停，只有靠个人能力顶上去。团队管理、质量把控、保护志愿者的热情和协调各种机构成了每日的工作。不知不觉中，我的状态变成了忙、盲、茫。

我错过了对家人的关心，太太怀孕 36 周，父母年近 70 岁，却没有给他们足够的照顾，甚至还需要他们照顾我。我每天只睡 4~5 个小时，让家人非常担心，反过来变成我深深地自责。

我尝试使用各种方法去放松，但是使命感、团队热情的战意、疫区的实际需求让我不得不切换回到兴奋状态。

直到所有流程全都理顺、走通，直到确认我们的价值，承诺并行动，直到团队准备由战时状态转为平时状态，我才放下压力，作息时间才逐步调整到正常。

2020 年 2 月 15 日凌晨女儿诞生。疫情隔离人群，但生命与爱延续。

1. 疫情的实质危机

疫情的加剧扩散，对整个疫情的顾虑是一个重要的压力源。

2. 志愿者工作造成的压力

对疫区感同身受，更容易对疫区的焦虑和压力产生共情。工作中我了解到很多疫区存在的问题是暂时无法解决的，然而在这个阶段，生命在流逝，于是志愿者的眼泪就一直在流淌，我的心一直是紧的。

3. 来自家庭的压力

我的父母已经年近 70 岁，太太怀孕 36 周，而且胎位不正，太太的产前焦虑，父母对我的担心，形成了我的另一个压力源。志愿者工作中的沟通需要时间成本，和对太太关心少形成了鲜明的对比。父母无怨无

压力源分析

悔的照顾，又让我更加自责，成为紧随其后的压力源；孩子胎位不正，准备生产的医院又是接受新冠肺炎的定点医院，孩子出生后的照顾，太太的产后抑郁和焦虑，这些家庭和疫情之间的矛盾，都作用到我的身上无法排遣。

4. 缺少休息

工作量大，又须尽快解决，加上焦虑等各种原因，导致每天睡眠不足。

小结：

（1）我们需要明确自己的价值，然后承诺并行动。

（2）志愿者和一般人群比较，更有同理心，不可忽视对志愿者的关爱和压力管理。

（3）照顾好自己和家人，保证休息。

我们坚信，我们的价值是：这支志愿者团队会在将来的灾害后心理援助中贡献自己的力量。

文稿撰写和朗读者：马沙林，"微心战疫"志愿者服务队

社区工作者

　　何老师，是一名社区工作者。

　　何老师所在的社区流动人口较多。刚开始办理出入证、测体温的时候，很多人不理解，不来领，不让进门又吵吵闹闹；入户排查的时候，何老师有时会穿上防护服去居民家中核查，居民非常反感，会说"来我们家里干吗穿得这么严？"或者说"你们天天接触那么多人，少来我家，万一传染上我们，怎么办？"也有说"天天来查，烦不烦啊？"甚至有人打电话给市长热线进行投诉，居民的反感、不理解、担心、恐惧的态度和情绪常常困扰社区工作者。随着社区防控要求越来越严，小区周围没有疑似患者，居民也慢慢地理解了何老师，逐渐配合工作。

　　何老师所在的社区，有一些老人比较固执，不愿意在家待着，出门也不愿戴口罩，居民投诉，反复劝说都没用。入户沟通的时候，老人怎么也不听，很固执，说自己肺部不好，戴口罩喘不上气来，会被憋死，甚至嘴里会骂骂咧咧，家人一起做工作，反而发生了激烈的争吵，何老师她们又得劝架，耐心地讲戴口罩的重要性，有时也会被骂出来。类似的委屈不止一次，有时觉得特别委屈，回家会大哭一场，第二天还是带着笑容继续工作。

娟子是何老师所在社区的一名社工，母亲生病多年，从大年初四起就坚守在岗位，奔走在基层防疫的一线。2月2日（大年初九）的晚上，娟子的母亲去世了，2月5日上午处理完母亲的事情，下午立即到岗工作。大家都劝她别来了，在家好好休息，但她坚持不肯，"我不能休息，还有800户居民等着我和同事去保护，一下午我就能打几十个电话呢！"在疫情面前，她选择舍小家，为大家，坚守在一线守护着社区居民的安全，是值得所有人敬佩的榜样！

何老师所在社区这样的故事举不胜举。社区工作者工作压力大，照顾不了家人，常常得不到休息，居民的态度和情绪常常困扰他们，社工们有时也会出现烦躁郁闷，但是他们会互相鼓励、互相支持，让自己的不安情绪尽快散去，更好地为居民服务，做好疫情防控。

习近平总书记指出："社区是疫情联防联控的第一线，也是外防输入、内防扩散最有效的防线。"从疫情发生以来，像何老师、娟子这样的社区工作者一直奋战在社区疫情防控一线。

1. 工作琐碎、压力大，身心得不到放松

社区工作者的工作包括封闭社区部分出入口，发放出入证，每日值守出入口，安排志愿者值班，测体温，做小区环境的消杀，垃圾清理，经常还要协助落实"四类人员"分类管理，督促居民多通风、戴口罩、勤洗手、

压力源分析

不聚集，解决居民各种生活难题等。经常很晚才能回到家，第二天一早又赶到社区，从疫情开始到现在，已经连续奋战一个多月了，苦与累是不言而喻的，身体上的疲惫和心理上的紧张常常伴随着他们。

2. 居民的不理解、负性情绪积压

采取封闭部分出入口，减少外出等社区防控措施，造成居民出行不方便。居民对防控工作的不支持、反感，甚至一些言语的攻击，社区工作者作为服务人员，又得耐心细致地进行沟通，经常是反反复复劝说多少遍，还是得不到居民的理解和支持，都让他们的情绪无处宣泄。工作繁忙，休息少，身体和心理一直得不到有效的放松，也会造成负性情绪积压，一直无法释怀。

3. 不能照顾家人，内疚之心常见

此次疫情中像娟子这样的社区工作者母亲重病，却无法在母亲身边尽孝，内心常常处在尽孝与社区的工作纠结之中。在社区工作，又不能尽孝，加之父亲身体也不好，孩子太小，这些事情经常困扰着她们，这样的压力萦绕在她们的脑海之中，内心的焦躁之心也应该被看到。

4. 面对来来往往的居民，被传染的风险较大

疫情期间，接触的人员相对比较繁杂，除了入户核查时可以穿防护服，其他时间还是和大家一样戴口罩，做自我防护，其实内心还是担心有被感染的可能，这种不确定的感觉也给她们带来很大的压力。

5. 盲目英雄主义，不允许自己倒下

把社区这道防线守住，是每个社区工作者的想法和使命。为了把这条防线守住，他们一直得不到足够的休息。总担心自己休息，工作万一做不好怎么办？社区出了问题怎么办？或者自己休息了，其他同志的工作量又加大了，能不休息就尽量不休息吧，常常处在疲惫不堪的状态。据民政部统计，截至2月20日，全国已有33位城乡社区工作者在疫情防控期因公殉职。看到这样的数据，我们为他们惋惜，也为他们心痛。

在战"疫"的大军中，这样一群特殊的"战士"，在大街小巷，天天与每一个你我他打交道，他们没有专门的防护设备，从疫情发展至今，他们无时无刻不"战斗"在防疫第一线，所以，社区工作者同样值得我们称赞。

文稿撰写者：闫芳，首都医科大学附属北京安定医院

朗读者：芳华，北京人民广播电台

媒 体 人

今天我要讲述的是红星新闻记者任江波的故事。

他在武汉工作期间的日记中写道：

我是 2019 年 8 月刚刚加入红星新闻深度报道中心的记者，再过一个月满 30 岁。1 月 20 日，武汉的疫情变得严重，由于我曾经在武汉念大学，又在那儿待过 7 年，便主动向报社请缨。21 日下午 5 时，我从成都出发前往武汉。

在华南海鲜市场附近采访。22 日，我和同事兵分两路，各自跑武汉的几大医院，海鲜市场还有汉口火车站。我在医院采访了一天，包括武汉中心医院后湖院区和金银潭医院。见到门诊大厅里都是排队打针的病人，挂呼吸科的号就需要排 5~6 个小时。由于缺乏试剂盒，很多人病情不能诊断出来，医生也无能为力。

大年夜那天晚上，回到酒店看网上的视频才知道，有些医院的医生因为高强度的工作，情绪崩溃号啕大哭。在中南医院，物资没有到匮乏的程度，但还是非常紧缺的。防护服是一次性的，每人每天平均要消耗三套，口罩供应也很有限。

第一次感到紧张是 1 月 23 日封城的那天，凌晨 2 点多同事给我打电话，告诉我他朋友的亲人确诊后去世了。另一次是在医院采访时为了避免使用客梯，我去用货梯，上面写着患者通道。电梯停靠开门后，迎面而来的是一位穿着防护服的护士，手里拎着一袋医用垃圾，而我仅仅只是戴了层口罩，觉得自己暴露在病毒面前，当时真的心有余悸。

大年夜晚上 11 点，我给老婆打了电话，12 点给妈妈打电话。这几天妈妈一次都没有联系过我，怕我前线很忙。出发前只提醒我，"这两天你可以不打电话，但给我发个微信，不管发什么都行。"

这次能够分到前线部门我很开心。我也想过要是感染了，就把自己隔离，多休息、多喝水，也不告诉家人。

做记者这么多年，经历过媒体行业的兴衰变迁。但我从来没有想过离开传媒，不做记者。这依然是我热爱的行业。

我看了几篇媒体人的日记，有影像、摄影和文字报道记者，从他们记录的文字中可以解读和感受到以下内容：

（1）对医护人员巨大的工作压力、缺乏医疗防护用品和检验试剂所表现出来的担忧和无奈。作为记者，在湖北和武汉"抗疫保卫战"打响初期，看到一线医护人员缺乏医疗防护物资，从内心为他们担忧，但又十分无奈。

（2）因为暴露而被感染的担忧。在经历一段时

压力源分析

间后，从开始时的比较淡定，慢慢意识到威胁的到来，特别是武汉封城后，听到朋友亲人罹患新冠肺炎去世和在电梯间与一名穿着防护服提着医疗垃圾袋的护士相遇时，记者仅仅只是戴了层口罩，觉得自己暴露在病毒面前，第一次感觉到了紧张，紧张背后的潜台词应该是"我很害怕，如果我不做好防护，我也可能会受到感染"，紧张、担心、害怕等焦虑情绪反应由此产生。因此，也慢慢感觉到要加强自身防护的重要性。其实还有很多一线记者需要进入重症病房和方舱医院采访，需要特别的防护服来加强防护。避免因暴露而被感染的危险，最好的办法就是加强自身的防护。

（3）对家人的牵挂和怕自己染病传给家人的担忧。记者日记中提到"如果感染了，就把自己隔离，多休息、多喝水，也不告诉家人"，说明了对家人的牵挂和担忧，也表达出对自己选择到一线工作的无悔和勇敢。虽然湖北和武汉一线未有记者感染新冠肺炎的报道，但最近日本已经有记者感染新冠肺炎的报道，必须给记者再次提醒，做好自身防护的重要性，必要时可以请医院院感防护专业人员提供相应的培训，以更好地保护自身安全。对待家人也应及时告知自身状况，以免家人的担忧，没有你的讯息，家人会更担心。

（4）记者本身工作的叠加压力。记者本身需要完成单位领导下达的采访报道任务，甚至还会有一些紧急的采访任务和突发事件需要处理等，这会给本身在一线担负繁重工作任务的记者增加更多的叠加压力，需要他们结合自身实际情况，以稳定的情绪，冷静的心态，分别以轻重缓急分类处理，才能更好地应对。

我们讲述这样的故事，以故事分析可能存在的压力，目的就是要为看到本书的人们提前作出必要的提醒，提前防范可能潜在的压力和压力应对问题。

文稿撰写者：沈连相，杭州市余杭区第五人民医院
朗读者：凯莉，杭州市余杭区广电传媒集团

雷神山医院建设者

一阵急促的电话铃声把李总从睡梦中吵醒，这是一个历史性的时刻——1 月 28 日凌晨 2 时 30 分，雷神山医院的施工建设任务落在他的肩上，时间一周，经费多少？人在哪里？材料在哪里？补给在哪里？春节、武汉被封等等这一系列的问题，李总飞快地转动脑筋，这可能吗？他脑子有很多的问号，已经没时间多想。他知道这是一个非常难啃的硬骨头，既往的经验库在这样的问题前像是蚂蚁与大象的对决，鸡蛋与石头的对抗，只有在干的路上，才会一关一关地打怪兽，与瘟神在赛跑。他说：现在回想起来，我都不知道是怎么过来的，只是感觉时间不够用，要协调解决的事情太多，一边催着完工，一边是物资、人员协调困难，同时还有各种媒体关注之下去完成工作，去接待媒体，几乎天天有摄像机在现场拍摄。

建设完成之后的第一天回到家中，躺到床上突然发现自己有点后怕，太多的如果在脑中一遍遍地过，如果工人有人感染怎么办？如果媒体没有应对好怎么办？如果自己感染了怎么办？如果短时施工质量不好怎么办？……按说是最应该睡个好觉的一晚，我却噩梦不断，常惊醒，反复梦见自己口罩没有戴好。这一刻，我才真切地意识到，自己其实是有一点点的担心害怕。这一切已经结束啦！已经完成啦！让自己再次回到现实。确认自己已经完成任务了，已经躺在熟悉的床上。

随后的日子里，雷神山医院、火神山医院已经正式投入使用。李总不知道怎样描述感受：有心酸、有艰难，感受到的不是建设，这是战争，这是一场与疫情的战争，为人民希望而战。感受到自己的伟大和成就，感受到自己与社会、百姓、祖国连在一起，感受到集体的归属感和魅力。这个过程自己成长很多，现在回头看，高强度、高压力的工作很多，但和这个比较什么都不算，自己走过来了，雷神山是我的骄傲和自豪。经过艰难，我发现了自己的强大和力量。

有千千万万像李总这样的建设者们都在为疫情做紧急调动，有的在生产口罩，有的在建设场地，有的在协调各种社会事物，总之，是要将身体由放假模式调整到紧急状态，超级大脑完成紧急任务后还是感到身心疲惫。人在超强应激下，会出现发射性的动员身体激素，保持警觉性，完成任务；会才思敏捷但持续太久也会出现身体的自我伤害。从这个案例看到了建设者的坚强，也看到了在重大应激时，暂时的情感隔离，没有恐惧感，只有战斗力的状态。等到任务结束后，才从超理智中回到允许情感出现的状态。

对于短期内调动身体大量资源的人员有以下的压力源需要关注：

（1）体力精力透支大。平均每天在工地走路3万多步，20多公里，一直在走动，意味着有大量的事情要现场指挥。每天睡眠只有1~2小时，遇有关键节点不能睡觉，必须全程监控，完成任务要求，需要连续48小时注意力高度集中。神经高度紧张，高度兴奋状态，已经感觉不到疲惫，吃饭也不知道什么时候。

（2）指挥者角色压力。管理者的角色重要功能是控制过程，达到目标。对于一个新的事物，新的程序，新的组织，类似于混沌状态，需要指挥官在最短的时间、最准确的位置说出准确的指令才可能保证这一切，一旦出现一个错误，后果不堪设想。对于以往经验知识预判要求比较高。比如春节期间武汉封城，短时间内募集三万工人、三千管理人员，这么多人的衣食住行怎么解决；材料如何收集、组织如何进行；三万人在一个狭小的空间内短时间完工的协作流程等。这些问题需要一个个去解决。

（3）担心被感染的恐惧情绪。自己感染了，队友感染了等这些都是压力。大家对发热的担心，对疫情暴发的担心等。

（4）应对媒体的压力。作为非媒体相关的工作者，对于媒体流程和语言不太熟悉，全国人民都在注视着，成为焦点的焦虑。

（5）团队协作及团队文化压力。新的团队人员需要磨合，流程问题需要尽快来人补位和现场协作，每个阶段的新事物、新流程需要协作。团队建设需要凝心聚力才能完成。

（6）人际支持的压力。单位领导同事是否理解支持，家人是否理解和能否支持等，都是他们需要面对的压力。

（7）对于混乱及失序的压力。建设初期，秩序相对比较混乱，建设者需要忍受现实与理想的不一致。对于追求完美的人来说，这是极大的压力。对于文化习惯、流程的多元性等的容忍程度都是这一类压力。

文稿撰写和朗读者：肖存利，北京市西城区平安医院

人 民 警 察

2020 年 2 月刚过半，从"战疫"一线接连传来民警、辅警牺牲的噩耗，已经有 44 位警察离世。他们是警察，是丈夫，是妻子，是儿子，是女儿，是爸爸，还是妈妈。他们之中，年纪最小的 26 岁，最大的 58 岁。一半以上是中年人。2020 年春，疫情来袭，各地警察竭尽全力奋战在"战疫"一线。有的警察告诉我："我们每一天都在坚强地战斗着！"

我们用几个片段记录警察"战疫"的一个个场景。

片段一：武汉民警张银银。

1 月 22 日上午 8 时，张警官完成交班手续，心情格外好，想着值完这个班，就可以带着老婆孩子回老家过年了。

"嘟嘟……"铃声突然响起，所长的电话。"小张，还没走吧？现在武汉疫情严重，刚接到上级指示，有紧急任务，要到高速路口设卡值勤，所里警力紧张，组织想让你去，时间最少一个月……"张警官心里一惊，这意味着整个春节一天也休不了；意味着答应父亲回家过年团聚的承诺泡汤了；意味着与几年没见的发小也见不了……容不得细想，他下意识地回答：

"没问题！什么时候去报到？"

......

下午 3 点，张警官就出现在高速公路执勤的队伍里。

片段二：武汉民警邵玉春。

武汉某社区，一位老人出现呼吸困难，疑似新冠肺炎症状，下楼就医时瘫坐昏迷，家属报警求助，邵警官背起老人，一步一步把老人背上警车，送往医院。

这里拉开的只是警察"战疫"故事的冰山一角……歌颂警察逆行者，但也需要保护他们，减少英雄的无谓牺牲。

在"战疫"一线，不知道有多少个张银银、邵玉春。逆行的警察，尽管训练有素，事前充分准备，但他们也是普通人，也有亲人，也会生病，也会脆弱，也会受到疫情的冲击。有的警察说不敢看战友去世的消息，有的反映忙起来顾不上担忧自己的身体。为了给警察保驾护航，我们梳理出疫情下警察们的压力来源：

（1）对亲人和工作，深感自责和内疚。时间紧、责任重，压缩了与家人的联系空间。在外执勤，接触的人员复杂，为了避免感染家人，通常不能回家。监狱一线工作警察，因为封闭管理，与家人无法联系。虽恪尽职守，但仍会出现防不胜防的时候。警察们对家人心生愧疚，也常因工作出现问题而自责。

（2）身处风险地带，感染风险高。每天接触的人群很复杂，即使做好了个人防护和心理建设，但置

压力源分析

身高危地带，风险依然巨大。不少警察值守卡点，寒冷的冬季，气候恶劣，极易受寒，身体免疫力降低。还有的警察已经被感染，住进了医院，角色要适应。

（3）战时状态，人手紧张，身体疲惫，生物节律被打乱。在44位去世的警察中，不少是因心脏病、突发脑溢血走的。长时间处在应激的状态，身体如紧绷的弦，不能放松。一位监狱的民警说：执勤结束后，在家足足睡了三天。还有的公安民警说：白天忙，没感觉累，但工作结束后，有的战友连饭都不想吃，倒头便睡。

（4）工作重心的转移，内容转换，急需处理的事件增多，工作要求更高。因为疫情发展迅速，警察们的工作内容也随着疫情发展而不断变化，计划没有变化快，需要从熟悉和胜任的领域，换到新的不熟悉的领域中。

（5）战友牺牲或者感染，因过度担责，情绪表达受阻。战友牺牲后，没有时间、没有机会去表达哀思。战友或者亲人感染，无暇顾及。他们更担心的是如果自己感染，给组织、战友、家人添麻烦。怕亲人担心，他们时常报喜不报忧，这都阻隔了情绪表达。

（6）支持系统不能满足需要。配发的各种支持资料，因为种种原因，帮助效果有限。警察们接受的信息太多，有的大脑已经超载，甚至出现"当机"。监狱里的警察，封闭管理让其失去了与外界联系，众多问题需要独自面对。

（7）少部分警察以前有的心理问题，被疫情诱发或加重。警察也会有各种身心问题，当疫情来临，这些潜在的或显现的问题，由于负面强烈刺激，容易被诱发和加重。

我们向警察逆行者致敬，同时，也让他们备足心理粮草。

祝福一线"战疫"的警察们！希望你们一个都不能少地平安归来。多保重！

文稿撰写者：宗焱，四川司法警官职业学院

军　人

　　她是部队医院一个十几年军龄的护士长，疫情发生后，她没给丈夫说就递交了请战书，连夜带上背囊就去了前线。

　　到武汉展开工作的第一天，她就感受到了巨大压力。面对收治传染疾病条件不足的医疗环境、短缺的防护服以及供应不足的检测试剂，她凭着职业敏感知道要打一场硬仗了。每天上下班，穿上几层衣服再穿上连体防护服，戴上口罩、帽子和护目镜，穿戴整齐后很闷，不一会儿就出汗，这一整天都记不清汗水湿了又干、干了再湿有多少回。遇有急救需要，一天之内拉着几十斤重的氧气罐要跑好几趟。护理工作需要很大的耐心、细心和爱心。在没有病人家属和护工的隔离病房，她带着护理姐妹们忠于职守、尽自己所能什么都得干，给病人喂饭、吸痰、拍背、翻身、打扫卫生，有时候病人觉得自己感染了别人，自责负罪感很强，总想找机会自杀。这时还要给他们开导情绪，工作量比平时大太多了。

　　起初月经没有来，她以为是环境变化、工作紧张延迟了，慢慢地她觉察到了身体的一些变化，凭着做母亲的经验她知道是自己怀孕了，但是根本没有条件去买孕棒做测试。她没有告诉丈夫，也没有告诉战友。有一天她腹胀撕裂样的疼痛，然而那天收了差不多 50 个病人，做各种分流，每个人都非常忙，还有同事晕倒了，她也感觉头昏脑涨、呼吸有点困难，她还感觉到身体在流血，但是没办法去管，只要意识还清醒还有一点力气她就无法停下工作。有战友看到她穿着带血的衣服穿梭在病房，还以为她来月经了，提醒她累的话就靠墙站会儿。

最终流产的事她跟谁都没有说，使命在身时，哪里还有什么女人，那一刻就得是超人、战神。流产后她身体非常虚弱，她开始担心自己免疫力降低，加上不能强制休息，不知哪一天会被感染。看到病人离世，身边战友倒下，她平生第一次感觉到死亡离自己可能很近了。她想到了自己也许被感染后能被战友救治下来，但身体不行了；她想到了血战沙场，自己作为军人含笑而去没有遗憾；但是一想到儿子心里很疼，想到父母和丈夫觉得不舍。

（1）职业压力。军人这个职业承受着比普通人大很多的压力，职业军人把为国家献身的崇高荣誉看得比天还大。穿上军装起，就做好了当那一天来临时，激情满满、斗志昂扬地为祖国而战。所以危急关头，不管是母亲、妻子还是女儿，女军人也定有军人的样子，永远站在国家的最前面。

（2）工作压力。在抗击新冠肺炎病毒战斗中，女军人承受着双重巨大的身心压力。一方面，持续高强度的工作，造成战斗人员免疫力下降，从而使她们

压力源分析

更容易受到病毒攻击；另一方面，女性同情心强，面对死亡的患者和倒下的战友的巨大精神压力，加上长时间的紧张工作，她们也是"易感人群"，为后续战"疫"埋下隐患。

（3）家庭压力。女军人有着既是妈妈，又是女儿的双重社会角色，她牵挂家人，身心俱疲。她们远离家人，既照顾不上家人，也得不到家人的照顾，还让家人为她们担心忧虑。有时家里还有现实困难，老人生病没法去医院、孩子幼小没人带、生活用品没人买，所以她们内心自责、内疚、焦虑、忧郁。

文稿撰写和朗读者：孙香萍，中国人民解放军国防大学政治学院

航空从业人员

疫情之下，民航旅客少了，机场里安静了，可民航人的工作并没有因此停滞，他们坚守岗位，为抗击疫情奉献全部的力量。接到湖北籍旅客的包机任务时，乘务长刘某毫不犹豫，主动报名。凌晨3点在航前准备重温入党誓词时，她眼中饱含热泪、热血沸腾，这就是党员的责任与担当。

出发前航空公司进行了周密的部署和培训，但是作为乘务长，她不敢有一丝懈怠，带领乘务组反复演练机上可能出现的情况。尽管知道飞机的"垂直通风系统"能有效过滤病毒颗粒，大大降低病毒在飞机上扩散蔓延的可能，但是在执行航班任务时，她还是小心翼翼，把每一个细节都做到位。乘务组在口罩上画个特别的笑脸，让回国的旅客们感觉到"隔离病毒不隔离爱"。落地后，旅客们高兴地鼓掌，"回到祖国感觉真好""感谢祖国"。那一刻，她感觉非常自豪和感动。

可是等执行完航班任务，回到公司驻地酒店单独隔离时，她的心情却久久不能平静，看着手机里不断变化的疫情数字，白天的自豪和感动开始慢慢变淡，心情也格外焦虑。整个航班过程中，盯着每一个细节的落实，提心吊胆。

一个航班任务飞下来像飞了十个班，感觉筋疲力尽，疲惫不堪。尽管知道机上旅客经过了严格筛查，但心里还是有些担心。

她说："当时自己将衣物彻底清洁消毒后，还是想反复洗手消毒。因为全程佩戴口罩，皮肤非常不适应，脸上压痕又红又痒，晚上久久也不能入睡，睡着了，也睡得特别浅。听说有包机旅客后来确诊新冠，虽然不是我执飞的航班，但是感觉压力特别大。我非常担心乘务姐妹们，担心她们万一被感染怎么办，我们一直相互鼓励和加强锻炼，提高身体免疫力。"

尽管和家人就住在同一座城市，但是也不能回家，需要隔离以保护家人和同事的安全。休整之后马上还有下一个包机任务，可能疫情期间她都不能回家了。她说："家里的老人和孩子都需要照顾。特别想孩子，女儿才上三年级，学校组织了网上延期学习，我只能远程指导，有时感觉无能为力，有些愧对孩子。自己在酒店休息时，会突然感觉孤独无助，生命是多么脆弱啊。希望所有人都平安健康。"

我们从以下三个方面分析这位乘务长的压力来源和应对策略。

（1）职业压力。特殊包机任务带来的岗位工作内容、工作流程的变化，工作难度变大。空中乘务员为旅客提供优质的服务是大家普遍的共识，然而，空中乘务员的主要职责是维护飞行安全，其次才是为乘客提供各种机上服务。在执行这种特殊的包机任务时，

压力源分析

保障机上旅客的安全是最主要的。作为乘务长，在特殊压力情境下带领乘务组顺利完成任务是一次巨大的挑战。因此，随着工作强度和难度变大，需要更多的精力投入工作。

（2）环境压力。全国疫情不断发展变化带来不确定性，会引发一定的焦虑、担心。特别是包机的旅客来自湖北籍，机上旅客有可能会发病，或是潜在的疑似患者，存在感染他人的风险。由于疫情这个现实因素引发的情绪波动是正常的，出现焦虑、担忧、紧张、害怕等情绪，就去觉察它，接纳它。只有合理释放压力，把消极情绪向积极情绪转化，才能不断提升心理防护能力。

（3）自身和家庭压力。由于要长期坚守一线航班任务，为避免感染家人，任务完成后也不能像平常一样回家休息，而是在酒店隔离。长期待在酒店房间，紧张的身心不能完全放松，进而影响睡眠质量。航班任务时间不固定，生物节律会紊乱。在执行航班任务时无法回家陪伴家人，对于照顾老人和孩子感到无能为力，有愧疚感。建议经常和家人保持联系，家人的理解与支持永远是逆行者最大的力量源泉。

最后祝愿每一位逆向而行的民航人都平安健康。待到春暖花开时，万米蓝天共览大好河山。

文稿撰写和朗读者：高丽，中国民用航空局民用航空医学中心（民航总医院）

应急救援人员

在这场没有硝烟的战疫中，有一群人坚守岗位，成为一颗颗"螺丝钉"，哪里需要就出现在哪里，他们就是应急救援人员，集合了消防、安全生产、森林防火、地震、防汛抗旱等的"应急人"。1月24日以来，他们坚持24小时值班备勤，日夜奋战在疫情防控、应急救援的一线。

2月22日，《新闻联播》报道了其中的一群"应急人"——火神山医院消防救援站的队员们。

8名队员中，41岁的李长春年龄最大，他说"对于这次全新的挑战，我们都是初学者，党员要带头干，所以我来了"；22岁的陈昆年龄最小，他说"家人知道我要来有些担忧，即使知道驻守火神山意味着什么，我还是要来，要为家乡出一份自己的力量"。

1月31日上午，他们奔赴火神山，用短短48小时将距离火神山医院门口396米的一处废旧超市改造成一个临时消防救援站，正常建设起码要花半个月，队员们几乎没合眼，和时间赛跑，就是要在2月3日火神山医院投入使用之前，保障消防站投入使用。

指导员周晋杰说"坐在凳子上休息，那么一两秒钟，就可以睡着，我觉得没有困难，因为一切的困难和医护人员相比，我们所有的都是能克服的"。

消防队 8 次深入医院掌握布局、建筑结构、内部设施。与医院建立了 24 小时消防直联直报秒级响应机制，给医护人员和医院保障人员进行消防培训。进驻以来，收集数据 5700 个，制定应急预案 115 份。

他们说：医务人员守护病人，消防员守护医院，我们要驻守在这里直到最后一名患者出院，疫情不退，我们不退。

2 月 20 日，《中国应急管理报》发布报道，题为：武汉 "方舱医院" 处处都有应急人的身影。

2 月 3 日医院建设过程中，武汉市东西湖区应急管理局鲁刚负责消防、供电、供水、供暖、清扫保洁保障及突发事情的应急处置协调工作，为了医院能早日投入使用，他和战友们连续三天两夜没有回家，困了，累了，就在车上打个盹。

这些只是 "应急人" 事迹的冰山一角，其实，全国处处都有 "应急人" 的身影。疫情期间，他们进行火灾、原油泄漏、道路交通等事故救援，进行重大危险源靠前预防，进行危险作业监护、巡查；执行防疫物资转运、公共场所消毒、疫情排查、防疫检查、设卡检测、防疫宣传；进行应急指挥工作，接报处理突发事件，密切关注公共安全、城市运行、舆情及疫情相关信息……

他们用各自的努力在战疫的各个角落，像 "螺丝钉" 一样为身边人守住安全、守住温暖。

在写这个故事的过程中，我看到了大量的"应急人"的故事，看到了他们的"螺丝钉"精神，更看到了他们的压力，通常有以下五个方面：

（1）战时状态，任务急、强度大。疫情中，"应急人"在接到前面故事中类似的紧急任务时，往往需要在短时间内突击完成，之后依然保持高强度工作。"48小时没合眼""三天两夜没合眼，困了车上打个盹"，意味着注意力需要持续高度集中，神经保持高度紧张，更需要透支大量的体力、精力，超负荷工作容易导致过劳疲惫。

（2）身处一线，存在感染风险。疫情中，很多"应急人"要去医院、生产单位、社区卡点等各类场所工作，会接触确诊患者、疑似患者、隔离人员等各类人群，即使做好防护工作，仍会存在感染风险。尤其消防人员，假如医院发生火灾，在救火、营救病人的过程中不可避免会暴露在病毒环境中，可能会害怕、担忧。

（3）新的挑战，需要适应转换。疫情中，"应急人"进行"战疫"相关工作，无论是应急处置协调，还是防疫检查、疫情排查，很多工作会与平时承担的具体工作不同，会有新的处于不断变化和完善的工作流程，会有临时组建的团队，会有新的合作和沟通对象；有时不能迅速掌握适应，有时无法快速有效磨合，有时想尽快做好却使不上劲儿，会引发埋怨、着急、自责。

（4）面对家人，无法内外平衡。疫情中，"应急人"24小时值班备勤，有的一直在"战疫"一线，有的随时待命出发，他们是儿子、女儿、爸爸、妈妈、丈夫、妻子。有的在与家人相隔时会担忧家人安全，有的在危险一线会因家人担忧自己而内疚，有的工作太忙会因无法照顾和陪伴家人，只能顾大家舍小家而自责。有的家属可能不理解，会埋怨、责怪、闹矛盾；有的恋人分隔时间久，缺少相处和陪伴，可能情感疏离。无法兼顾在外工作与对内照顾导致的问题，会引发负性情绪。

（5）本职工作，高标高危并存。"应急人"本身承担着如火灾、地震、原油泄漏等危险事件的救援任务，为了保障任务的顺利完成，有些岗位，如消防工作标准高、要求严，本身工作任务繁重；而且在灾难中，如火灾具有急、难、险、重的特点，现场都是难以预测灾情发展的，由此会不同程度产生压力或是恐惧心理。

"应急人"在当下要做好防疫复产两不误，因其工作岗位众多、工作内容繁复，认识和重视自己的压力，并积极应对和求助，对于维护"应急人"的身心健康具有重要意义。

谨向战疫防线中的"螺丝钉"们致敬！

文稿撰写者：卢敏，中国科学院心理研究所

朗读者：孙彤俐苇，安吉广播电视台

第二部分

应激相关理论与
干预方法

识别三种应激反应

　　个体在突发事件中遭受巨大的心理压力或生活状况发生明显变化时，会出现原有生活经验、现有生活条件、社会资源难以克服的困难和应激反应。能够引起应激反应且个体必须适应和应对的事物称为应激源。应激反应是指由各种紧张性的应激源所引起的一系列非特异身心反应。个体的应激反应程度是应激源与个体身心特性间交互作用的结果。新冠肺炎疫情发生后，全国各地的民众对病毒产了不同程度的恐惧、焦虑、失眠等应激反应。对于个体应激反应状态是否达到心理危机的程度，一般有三个判断标准：一是个体存在着具有重大影响心理的生活事件，如突然遭受严重灾难、重大生活事件或精神压力；二是出现严重不适感，引起一系列的生理和心理应激反应；三是当事人惯常的处事手段不能应对或应对无效。

　　我们每个人都要了解在突发事件发生后，哪些应激反应是正常的，哪些是异常的，哪些需要尽快寻求专业救助，学会快速识别并作出相应处理。按照应激反应的不同程度和表现分为良性应激反应（绿）、不良应激反应（黄）和功能失调的应激反应（红），应急情况下可以按照红黄绿标签进行分类处理。

1. 良性应激反应（绿）

在应激状态下，我们的身心可以产生有利于生存的应激反应，被称为良性应激反应，主要是指适度的皮层和情绪唤起，会让我们意识更加清醒、注意力更加集中、积极情绪更加饱满、感知觉更加敏锐、思维更加敏捷、行为反应更快、意志和动机更强；还会引起心跳适度加快、血压和血糖适度增高，但不会产生身体不适感；身体肌肉更有力量，反应更迅速，行为效率更高。这种反应有利于机体对应激源信息的正确认知评价、应对策略的抉择和应对能力的发挥。

在良性应激反应下，会激发潜能，唤醒亲社会情感，例如在"逆行者"接到任务之后，可能会出现情绪高涨、兴奋、感动、激动的情况；可能会出现不愿意休息、睡眠需求减少，但是不会明显影响睡眠质量和饮食，而且工作效率会提高；人际关系会改善，信仰信念会更加坚定。这是激发动员我们身心潜能应对压力的阶段，是应激初级阶段的表现。

当资源丰富起来、持续时间有限、应对有效、应激源缓解或消除时，身心就能够快速复原。因此，对一线人员要保障物资供应、坚持轮岗休息制度、解决家庭后顾之忧、增加人文关怀，这能够保证其应激状态处于良性应激反应。

2. 不良应激反应（黄）

在严重应激状态下，可能会导致过度唤醒（焦虑）、紧张，过分的情绪唤起（激动）或低落（抑郁），认知能力降低，自我概念不清等。这种反应妨碍个体正确评价现实情境、选择应对策略和正常应对能力的发挥。这类应激反应属于不良的应激反应，主要包括：①感知症状：感觉失真、无法集中注意力、难以做决定、内疚、对事件偏执、认知混乱、无法理解行为将导致的后果等；②情绪症状：焦虑、易激惹、生气、愤怒、心境不稳、抑郁、害怕、恐惧、回避、创伤后应激反应、悲伤、哀恸等；③行为表现症状：冲动行为、冒险行为、过度进食、使用酒精或毒品、惊跳反应、补偿性性行为、睡眠紊乱、退缩行为、家庭不和、阵发性哭泣、过度警觉、目光呆滞等；④生理症状：心动过速或过缓、头痛或头晕、呼吸急促、肌肉痉挛、心因性出汗、精疲力竭、消化不良或食欲不振、恶心、呕吐等；⑤信念或信仰改变：对上帝、老天爷或神表示愤怒，退出之前的信仰或宗教团体，信仰危机等。

当发现身边有人出现这类不良应激反应时，需要及时帮助其离开应激源，保证其休息，确保其身边有支持，给予心理急救或帮助其寻求精神卫生专业帮助。

3. 功能失调的应激反应（红）

当个体遭遇的危机比较严重时，还可能表现为严重的功能失调症状，主要表现为：①严重的感知功能失调：自杀或杀人、偏执狂倾向、解决问题能力显著降低、人格解体或解离症状、过度内疚、幻觉、妄想、无望无助等；②严重的情绪功能失调：惊恐发作、退行到婴幼儿情绪表现、亚木僵抑郁状态、创伤后应激反应（PTSR）、创伤后应激障碍（PTSD）等；③严重的行为功能失调：暴力、毁物、反社会行为、攻击他人、不注意个人卫生、无意识或木僵状态、滥用药物等；④严重的生理功能失调：胸口痛、心律失常、复发性眩晕、癫痫、持续头痛、出血（呕吐物、尿、便、痰中带血）、意识丧失或精神崩溃、麻木、无法说话或无法理解他人的话等；⑤严重的精神功能失调：不再相信任何信仰、宗教幻觉或妄想等。

当发现身边有人出现严重的功能失调的应激反应时，在确保其安全的情况下，应及时寻求精神卫生专业人员帮助。

4. 应激反应对人际关系的影响

在应激状态下，除了出现以上个体应激反应之外，人际之间也会表现出异于常态的行为。在这次疫情中，个别患者就表现出了精神崩溃、语言暴力、攻击行为等，也有一些人表现出退行和过度依赖的行为，有个别患者还出现了自杀或伤人行为、群体过激行为。

（1）敌对与攻击。在应激状态下很容易导致敌意增强，表现出不友好、憎恨、怒目而视等情绪；在敌意支配下容易出现攻击行为，表现为对他人构成威胁和侵犯，如嘲笑、辱骂、打人、毁损财物等；攻击对象可能是人或物，可以针对别人，也可以针对自己，如自残、自伤甚至自杀等。例如，疫情期间有人在家受了妻子的气，则动手打孩子或者摔家具；青少年受到体罚或粗暴对待，常把怒气发泄到弱小学生身上；在突发事件发生后，如果不能疏导公众情绪，有可能会导致群体愤怒情绪的释放。

（2）退行和依赖。当无法承受挫折和应激反应带来的压力和冲击时，可能会表现出与自己年龄不相称的幼稚行为，以获得别人的同情和支持，表现为退行行为和依赖性行为。例如，女性遭受了委屈，可能会像孩子一样哭泣；青少年遭受巨大压力或应激后会出现像儿童一样黏人、害怕关灯、害怕独自一个人睡觉，甚至出现尿床等退行现象；当个体受到丧失亲人等严重打击时，其基本生活难以自理，需要朋友和同事的安慰、照顾和帮助；在疫情期间，一些家庭遭受巨大伤害，还有很多家庭经济压力剧增，这会导致一些民众出现过分依赖政府和组织，缺乏自救的动力。

（3）无助和自弃。当人们面对应激情境无法控制的局面时，个体会表现出无能为力、听天由命、被动消极的无助状态，有的甚至出现自暴自弃行为。有自我放弃行为的个体在态度上表现为冷漠，对应激情境熟视无睹、漠不关心、甚至麻木不仁，也有的会表现为伤害无辜、攻击路人或安保人员的行为。

（4）过激行为和轻信谣言。当个体对应激源过于敏感时，还会表现出反应强烈、情绪极度亢奋、行为举止夸张的行为；有些个体在应激过程中还容易盲目相信别人，言行举止容易受他人的指使，轻信小道消息、相信谣言。

文稿撰写者：祝卓宏，中国科学院心理研究所

急性应激障碍

1. 基本概念

急性应激障碍是由于突然到来且异乎寻常的强烈应激性生活事件所引起的一过性精神障碍。本病发作时间一般不超过1个月，经及时治疗可预后良好，精神状态可完全恢复正常。

2. 常见原因

1）传统归因

传统归因主要包括严重的生活事件（重大交通事故、亲人突然死亡、遭遇歹徒袭击、被虐待强奸等）、重大自然灾害（如特大洪水、地震）和战争等。

2）拓展归因

（1）个体事件种类原因。人一生的某个阶段，可能会面临重大的改变——威胁，当面对重大改变时，个体生活就会受到不同程度的威胁，尤其是在家庭、财富、健康三方面的改变。如果其中一项改变，意味着是重大挑战，称为艰难时刻；如果任意两项同时发生改变，称为危机时刻；当三项同时发生改变或者同时出现异常，对个体来说简直就是世界末日，称为灾难时刻。

（2）自救能力归因。①物质归因（形而下归因）。一般情况下当人们遇见威胁时，只要能逃离，应激反应就会有所下降。只有当威胁来临，个人力量又无计可施产生失去掌控感，可能会出现严重的应激反应。相比来说，自救能力低的人群是威胁来临时的易受伤人群，包括妇女、儿童、青少年、既往有健康问题（包括身体问题和心理问题）的个人、贫困人群、社会资源比较少的人群，他们发生心理危险概率明显增加。②精神归因（形而上归因）。能理性解决问题并总结经验和产生积极情绪的人，称为心理韧性强的个体。他们能在恶劣环境下使自己处境趋向正常化，包括相对健康的身体功能，在任何环境下容易快速心理康复，达到复原。与此同时，有些人则会出现随时感到困难和威胁，感到被忽视、被歧视、被抛弃，出现应激障碍。

3. 临床表现

1）常见临床表现

在遭遇强烈的精神刺激因素之后数分钟至数小时之内起病，历时短暂，可在几天至一周内症状消失，部分患者病程可达1个月。

症状虽然有很大变异性，但典型表现为最初出现"茫然"状态，意识范围局限、注意狭窄、不能领会外在刺激、定向错误，然后出现对周围环境进一步退缩（可达到分离性木僵的程度）或者激越性活动过多（如逃跑或神游）的反应。常存在惊恐性焦虑的自主神经症状（心动过速、出汗、面赤），一般在受到应激性刺激或事件的影响后几分钟内出现，并在2~3天内消失，对于发作可有部分或完全的遗忘。有些患者在病情严重阶段可出现思维联想松弛、片段幻觉、妄想、严重焦虑抑郁，达到精神病的程度，则称为急性应激性精神病（曾称反应性精神病）。

（1）常见情绪上变化：出现应激状态时情绪是反应最迅速的，常表现为麻木、否认、愤怒、悲伤、焦虑、害怕、易激惹、抑郁、内疚、责难、噩梦，感到被遗弃、被孤立等。

（2）常见认知上的改变：时刻感受到威胁，在脑中强迫性还原灾难及丧失事件，高度聚集灾难相关信息，反复在心里预演如果没有这个会是什么结果，感到迷失和混乱、意识模糊朦胧，对别人信任度下降。甚至会出现记忆问题、定向问题、注意力不集中、思考困难、理解困难、计算决策困难。

（3）常见的行为改变：逃避、不愿意去相关场所、高度警觉，反复强化"所谓安全的保护行为，甚至是极端安全行为"、分离症状，也会出现一些精神问题、物质成瘾、酗酒、自杀、攻击、退缩、失去自主能动性等。

（4）常见的躯体症状：对于长期压抑不善于表达情感的人，可能会出现躯体症状，表现为失眠、心跳加快、血压升高、胃部不适、恶心腹泻、出汗、肌肉酸痛、头痛、耳朵发闷"听觉丧失"、疲乏、月经紊乱、性欲改变、过敏、皮疹、烧灼感等，还有一些人会出现应激相关的躯体疾病包括有应激性溃疡、甲状腺功能亢进、哮喘、溃疡性结肠炎等。

2）与正常的居丧反应区别

（1）认知方面：居丧反应为思虑集中于死难者，亡人的音容笑貌浮现眼前。急性应激反应表现为思虑集中于死亡景象，画面是恐怖的场景。

（2）情感方面：居丧反应为思念去世的人，分离焦虑、愤怒、悲痛、悲伤等。急性应激反应为渴望被保护和缺乏安全感，对威胁的焦虑、愤怒、麻木。

（3）唤醒方面：居丧反应为搜寻死难者的痕迹，睹物思人。急性应激反应为担心潜在进一步威胁而提高觉醒，对刺激引起反应，是下意识的惊跳反应。

（4）时间方面：居丧反应表现为随着时间推移而情绪强度下降，最终完全恢复功能，并没有相应的人格和行为改变。急性应激障碍可能会转化为创伤后应激障碍，出现部分功能改变，出现一些认知、情绪、行为模式的改变。

4. 治疗方法

一般来讲，急性应激障碍大多数经过个体的自我调整或者急性危机干预可以恢复正常。有些严重的急性应激障碍个体需要社会支持系统帮助、心理危机干预和药物治疗。

（1）社会支持系统。对于应激中的人提供希望感和安全感，提供给的社会支持包括物质上的和情感上的。

（2）心理危机干预。精神创伤性事件发生时是进行心理危机干预的最佳时机。心理危机操作原则包括简短、及时、就近、集中、表浅。目标为促进个体面对、接受、加工、整合压抑和难以承受的情绪。方式包括个别治疗和集体治疗。心理急救过程重点集中在于看、听、连接和结束。以证据为基础的关于急性应激障碍干预的一些方法包括提供直接联系和舒适环境，使用治疗关系来帮助接受、面对和认识最近的经验和感受，重建安全感，迅速建立起一个治疗同盟，提供信息，在客观危险结束和主观的恐惧消退后允许情绪宣泄，提供方便的社会支持。这将帮助个体对创伤的强烈的情绪反应正常化。

（3）药物治疗。为减少创伤期的恐惧、恐慌和惊恐，减少转化成创伤后应激障碍的比例，可以应用抗焦虑药物来缓解失眠及严重焦虑情绪。

5. 预防

应激是每个人一生中难以避免的状态，被称为"正常人遇见异常状态的正常反应"，这要求重视大众的心理教育。平时直接或间接为大众提供正式或非正式的心理健康教育，包括积极的解决问题，培养自尊、独立性、主动精神，体验幸福感，开展幽默感训练以及创造性训练等。拥有健全的认知方式，恰当的情绪反应，坚强的意志品质，和谐的个人结构以及良好的人际关系等，这些都是应激事件中的保护因素，能够提高抗压性，会让人有掌控感。

6. 预后

（1）个人信念对应激事件的评估强度。不同个体对相同应激事件会产生不同的反应。个人价值体系、动机系统及周围环境的舆论导向对于应激的评估产生重要影响。

（2）情绪表达是否充分。及时表达情绪者能及时释放情绪，回弹能力会增强。

（3）是否有继发获益。如果在应激事件中有明显的继发获益，改变的动机就会下降，需要注意。

（4）是否有复杂创伤。既往如有类似未解决的创伤体验，可能持续时间较长。

（5）是否有足够的社会支持。获得帮助或者建立希望系统，会给应激中的个体带来对未来的掌控感，缓解焦虑。

（6）是否有持续应激或者多种应激。"屋漏偏逢连阴雨"这是最能表达多重与持续应激状态的一句中国谚语，在此种情况中，易出现异常情况甚至是信念系统改变。

文稿撰写者：肖存利，北京市西城区平安医院

创伤后应激障碍

创伤后应激障碍（post-traumatic stress disorder, PTSD）在经历过战争的退役老兵中最常见，曾叫作战时神经机能病或战斗疲劳。而今，社会冲突、自然灾害给人类造成了严重的生理和心理伤害，创伤后应激障碍也越来越多地出现在经历过暴力事件（如强奸）、恐怖袭击、车祸等非退伍军人中，包括新冠肺炎患者及家属。所以，对创伤后应激障碍的研究要高度重视。

1. **基本概念**

创伤后应激障碍又叫延迟性心因性反应，它是一种由非同寻常的威胁或灾难性事件所引发的恐惧感、无助或厌恶等严重的心理反应，至少会持续一个月，其特征为创伤或灾难性事件后长期存在的焦虑反应，主要症状为持续的警觉性增高症状群、反复发生的闯入性再体验症状群、反应性麻木症状群。

PTSD 可引起明显的职业、心理和社会功能残疾，对患者的社会功能、家庭生活和身心健康造成长期的破坏性影响，危害很大。

2. **常见原因**

普通人群中 50% 以上的人一生中，至少有一次曾暴露于创伤事件，但并不是所有的创伤幸存者都会发展为 PTSD，普通人群中 PTSD 的患病率为 7.8%。导致 PTSD 的常见原因主要是创伤性事件和个人的易感因素。

（1）创伤事件。PTSD 最初起源于战争中的战斗事件。现在认为创伤应激的压力可能来自躯体或情感，可能是单独或重复的事件，如自然灾害、躯体攻击、暴力性侵害、交通事故、屈辱虐待以及亲眼看见他人死亡或受伤。另外，许多医学事件，如孕妇生产、流产、患癌症或住院等也可导致 PTSD。

（2）易感因素。一是精神障碍的家族史与既往史，PTSD 患者家族史中精神障碍发病率是经历同样事件未发病或无此经历者的 3 倍；二是家庭社会因素，童年期创伤使 PTSD 的发病率增高，来自家庭、同龄伙伴及社会的暴力是 PTSD 重要的、普遍的易感因素，受害儿童是发生 PTSD 的高危个体；三是人格障碍及有神经质倾向，如依赖型人格障碍、边缘型人格障碍以及反社会型人格障碍等，均可妨碍人们成功应对创伤而导致的 PTSD；四是职业影响，如消防、公安、执法、灾难营救、维和人员、危机干预工作者，以及急诊医务人员等易患 PTSD。

3. 临床表现

PTSD 是一种创伤后心理失衡状态，它的主要临床表现可分为三组：第一组为反复体验创伤性事件，如侵入性的回忆和反复出现的噩梦；第二组为保护性的反应，如回避与创伤相关的刺激和情感麻木；第三组为高度警觉的症状，如惊跳反应和过度警觉。具体来说如下：

（1）重新体验症状。PTSD 最具特征性的表现是在重大创伤性事件发生后，患者有各种形式、反复发生的闯入性创伤性体验重现（病理性重现）。患者常常以非常清晰地、极端痛苦的方式进行着这种"重复体验"，包括反复出现以错觉、幻觉（幻想）构成的创伤性事件的重新体验，就好像患者又完全身临创伤性事件发生时的情景，重新表现出事件发生时所伴发的各种情感，所以他们常出现强烈的心理痛苦和生理反应。另外，患者还频频梦魇被惊醒，他们在梦境中也会反复出现与创伤性事件密切相关的场景，并产生与当时相似的情感体验。

（2）回避症状。在创伤性事件后，患者对与创伤有关的事物多采取回避态度。回避的内容不仅包括具体的场景，还包括有关的想法、感受和话题，患者似乎希望把这些"创伤性事件"从自己的记忆中"清除"，甚至出现相关的"选择性失忆"。在情感表现上，患者有"情感麻痹"现象，他们给人以木然、淡漠的感觉，与人疏远、不亲切、害怕、罪恶感或不愿意和别人有情感的交流；患者难以接受或者表达细腻的情感，他们对任何事物缺乏兴趣，即使是过去热衷的活动也无法激起情绪，甚至觉得万念俱灰、生不如死，对未来缺乏思考和规划、听天由命，严重的还有自杀的极端行为。

（3）易激惹症状。患者主要表现为反应过度，一遇到刺激或不愉快的情况，即使极为轻微，也很容易产生一些剧烈的情感反应，引发患者烦恼、生气、激动、急躁、愤怒、甚至大发雷霆，与人争执不已。比如战场归来的PTSD老兵，听到吉庆鞭炮声、机器操作声、急促脚步声，都能使他警觉性增高，很快将他带入战场情境。有些患者则出现睡眠障碍，表现为难入睡、易惊醒、受惊吓，白天精神疲倦、难以集中注意力。

2020年春节我国爆发的新冠肺炎，对全中国人都是一个重大的心理冲击，所以在武汉居民、感染患者及家属、疫情重灾区居民、救治医护人员中，都可能会有一定比例的PTSD患者。

4. 治疗方法

1）心理治疗

心理治疗是治疗PTSD的重要方法，比精神药物治疗更为有效。干预过程中依据正常化、协同化、个性化原则，干预的形式可以多样化，可根据实际情况灵活采用一对一的面谈、电话咨询、团体辅导等方式。常见的治疗方法包括：应激免疫训练、系统脱敏疗法、延长暴露和视觉暴露治疗、认知加工治疗、眼动脱敏和再加工。暴露和想象是PTSD心理治疗中的核心要素，目的是使患者在治疗师的帮助下，有意识去面对他们努力想回避的记忆，然后将合理的、现实的成分整合到该病理的结构中以修正其病理性的成分。

心理治疗对PTSD及时治疗及良好的预后具有重要意义。在PTSD初期，主要采用危机干预的原则和技术，侧重提供支持，帮助患者提高心理应对技能，表达和宣泄相关的情感。在迟发性PTSD的心理治疗中，除了特殊的心理治疗技术外，患者家属和单位同事的理解，以及亲朋好友的关心对他们的帮助是非常重要的，可以为患者获得广阔的心理空间。

2）药物治疗

药物治疗中，抗抑郁药物是治疗各个时期 PTSD 最常见的选择，并且能够取得比较好的效果。其他药物则包括抗焦虑药物、镇静剂、锂盐等。这些药物能缓解某些症状，减少患者的痛苦体验，通常作为心理治疗的辅助措施，增加患者对心理治疗的依从性。目前主要是使用选择性 5-羟色胺再摄取抑制剂类抗抑郁药物，它能够明显缓解抑郁、焦虑症状，改善睡眠质量，减少回避症状。我国特有的中西药结合治疗创伤后应激障碍，结果显示起效快、副反应少、患者的依从性高。

3）心理治疗合并药物治疗

心理治疗结合药物治疗的方法比两种方法单用的效果更佳。根据有关经验，前期应采用支持和解释心理治疗，建立良好的医患关系，获得患者对于服用药物的理解和接受。在药物取得一定疗效的基础上进行认知心理治疗，可能会取得更好的效果。

4）其他治疗

一般治疗包括保证一定睡眠和休息、合理安排饮食、加强文体活动、避免烟酒刺激。特殊治疗包括生物反馈治疗、MECT 治疗、经颅磁刺激治疗、电针治疗等。

5. 预后和预防

随着创伤后应激障碍的发生率增高，这方面的研究现在越来越重要。在经历了创伤性事件后，人们会产生焦虑、抑郁、恐惧、反复不能忘记痛苦、出现回避行为等症状。对大多数人而言，这些症状会随时间而逐渐消失，但约有20% 的 PTSD 患者，在数周或数月后病情还会加重，他们对创伤性事件形成的记忆，以及能使他们回忆起这些事件的暗示，仍会产生剧烈的应激反应和恐惧感。所以早期干预、规范治疗、科学防治对 PTSD 的预后很重要。对职业卫生领域 PTSD 关键在于防患于未然，主要措施在于加强安全教育和保护。具体来说包括完善职业环境的组织系统、社会支持系统、加强个体及群体心理素质的培养，其中提高对创伤应激事件的心理承受力是关键环节。

文稿撰写者：孙香萍，中国人民解放军国防大学政治学院

心 理 急 救

1. 基本概念

心理急救是指向遭受创伤而需要支援的人提供人道主义性质的支持，由世界卫生组织 2009 年提出。所谓创伤，应该符合三个特点：首先指当事人遇到生活事件是负面的，是一件坏事；其次这个事件非常严重，是一件大事；另外这个事件往往突然发生，让人猝不及防。在这个时候，需要给当事人提供人道主义帮助，这种帮助既包括心理上的安慰和支持，也包括实际的帮助。

2. 操作方法

（1）在不侵扰的前提下给当事人提供实际的关怀和支持。所谓不侵扰是指尊重当事人，即在提供帮助前需征得当事人的同意，也被称作知情同意。如果当事人不愿意接受帮助，他有权拒绝，不能强行给他帮助。所谓提供实际的关怀和支持，是指实际的、物质上的支持和帮助。比如灾难发生时，他缺水、缺食品、缺家人的信息，帮助者向其提供相应的帮助。

（2）评估当事人的需求和关注。在给当事人进行心理急救时，首先要知道受助者具体需求，例如最基本生理需求（食物、水），安全的需求，获得尊重的需求，有归属感的需求等等，并对此进行评估。其次要知道受助者现在关注什么，例如他与家人、同事、朋友失去了联系，特别想知道他们的情况等。受助者关注的也是救助者在做心理急救时首先要评估的内容，也是心理急救的切入点。

（3）在知道了受助者需求和关注后，要优先满足其中最基本的需求，即生存和安全的需求。按照马斯洛的需要层次理论，在众多的需求当中，人的最基本需求是生存的需求，这在灾难发生时显得非常重要。在地震、泥石流灾难救援时，很多人缺水、食品，应想办法提供这些必需品。此外灾难发生时，人们最需要获得安全感。此时要想办法告诉受助者目前是安全的，所处环境已经没有生命危险，这些是满足他们安全的需求。

（4）聆听倾诉，但不强迫交谈，在心理救援中是非常重要的。在进行心理急救时，不要急于问他灾难发生的经历，例如：你是怎么受伤的，你家人是怎么没的，你遇到了什么样的伤害或者风险和灾难。不要去问他、强迫他谈。重新叙述灾难的过程会进一步伤害受助者，就像一个人受伤后伤疤还没有长好，却被反复揭开，更不利于恢复。但如果受助者愿意主动说这件事情，就一定要静下心来去听，思考他问题的关键点、来龙去脉、是非曲直、前因后果。在这个过程当中，治疗师会提出一些关键问题，引导受助者把自己的情绪宣泄出来，引领他们认清问题的真相。

（5）在进行心理急救时要安慰受助者，让他们平静下来，这是心理急救非常重要的组成部分。因为突发事件会让受助者情绪不稳定，会有焦虑、紧张、不安、恐惧、警觉性增高、甚至抑郁的情绪。面对这些负面情绪，治疗师在做心理救援时要用控制情绪的方法，让他们尽快平静下来。首先要取得信任，可以使用言语、表情和动作建立信任关系，进而使用冥想、放松、正念等情绪技术和认知重建方法改变他的情绪。

（6）灾难使当事人与家人、社会有所脱离。灾难发生时处于信息孤岛状态。此时要给他们传递各种有用信息、安全信息，让他们重新获得各种社会支持。首先是恢复他们和家人的联系，同时想办法让其回归到单位、人际关系网络、组织和团体当中去，尽快跟周围人建立起来社会联系，这是给他提供服务和社会支持的重要保证。

（7）保护当事人免受进一步的伤害。在心理救援的过程中，要避免出现口误或不正确的做法造成当事人心理上的进一步伤害。例如在"昆山爆燃事件"中做心理救援时有大量身体烧伤面积90%以上的患者，他们生命垂危，治疗师给现场医务人员培训时要求与患者说话时一定不要说在"抢救"，而应说在给他们做"治疗"，因为"抢救"难免让病人觉得病情非常危重，病人有可能想放弃治疗，失去活下去的勇气。另外一定不要在灾难现场做心理救援，否则会加重心理上的伤害。

3. 基本原则

（1）尊重当事人的安全、尊严和权利。要把受助者受到进一步伤害的风险降低到最低，尽最大努力确保受助者安全，避免再次受到生理或心理上的伤害。

（2）尊重受助者的文化风俗和当地的社会规范。使用合适的语言方式去交谈，在身体的接触和举止上要尊重当地的习俗。例如在"玉树地震"救援时，不要摸别人的头，尤其是小孩子，因为对藏族人来说摸头是对人最大的不尊敬；有位老太太头部受伤需要做洗头清创的处理，她却怎么也不答应，原来当地家里有人去世后，四十九天之内不能洗头和理发，因为这是对死者最大的不恭敬，会影响死者的转世和轮回。

（3）在心理急救过程中要服从命令听指挥。心理救援是整个应急救援活动中的一部分。

（4）要主动了解所有可以帮助人们获得信息、资源的途径和方法。

（5）不要阻碍其他救援和医务人员的工作。心理急救医生有时处于辅助角色，不能喧宾夺主，但在需要时要有所担当。

（6）在心理急救过程中，心理急救医生要照顾好自己。注意自己的身体健康和精神健康，也要关注团队中其他同事的健康，互相关怀和照顾。

4. 注意事项

相关注意事项可以概括为四个"不"。

第一个"不"，心理急救不一定是只有专业人员来进行的，不一定必须是心理学背景的人才能够做这项工作。其他社会工作者，或者受过一些简单培训的人也可以进行心理急救。

第二个"不"，心理急救不等于心理咨询，也不是心理治疗。因为心理咨询和心理治疗会在一个特定的环境当中进行，比如在咨询室里进行，而心理急救的时间和地点不受限制进行。另外，心理咨询和治疗不提供实际的帮助，而心理救援会提供实际的帮助和支持，比如提供一些有用的信息。

第三个"不"，心理急救不是心理解说，不需要对这个灾难事件做更详细的讨论，而是去做建立信任关系、安抚情绪、提供实际帮助、了解基本需求等工作。

第四个"不"，心理急救不要求受助者回忆分析所经历的事情，不要求受助者对当时发生的事情进行梳理。治疗师绝不强迫受助者谈论事情的经过和感受，但如果受助者跟治疗师主动倾诉，心理急救医生则一定要倾听。

文稿撰写者：王健，中国中医科学院广安门医院

稳定化技术

1. 基本概念

稳定化技术作为修复创伤的重要技术，在现场心理急救和创伤治疗中发挥非常重要的作用。除了这次全球遭遇的新冠肺炎疫情冲击之外，我们每一个人的生命历程中还可能遇到纷争、丧失、虐待、攻击、侵害，甚至遇到灾害、战争、恐怖活动等，其对日常生活及精神状态有着前所未有的负面影响，甚至崩溃，这些都是创伤。稳定化技术，是达到身心稳定状态的技术，旨在提供安全、信任的关系，提供躯体照顾和情感支持。稳定化的目的是让当事人找到身体和心理的安全感，恢复正常的认知、情感和行为。

2. 基本原则

稳定化技术以正念为核心。正念是从创伤中回归现实生活的第一步，是放下对结果的预设与期待，凝神安住于历程，有意识地对时时刻刻不加评判地觉察。稳定化技术遵循及时性、针对性、灵活性和实效性的基本原则。其基本内容包括三个维度：①身体的稳定——安全感的恢复；②心理的稳定——认知、情感、行为状态的平衡；③社会支持系统——完善的应对机制和社会支持系统。面向这三个维度的展开，可以从以下三方面着手。第一，正念觉察身心需求；第二，识别深陷痛苦的应对模式；第三，用"愿意"代替"想要"，温柔地贴近。

稳定化技术的基本组成包括对身体的感官感觉、情绪感受、想法、意图的觉察。秉承非评判、耐心、初心、信任、非用力追求、接纳、放下的基本原则，承接自己的感受。正念觉察，令我们有机会带着开放、允许的态度，学习检视并识别当下的情绪感受、想法、身体感觉分别是什么，是我们试图逃离、减少、消除或压制最初痛苦的过程？还是想要控制想法与情绪本身？而无效的控制行为认知模式，常常是不容易被觉察到的惯性反应。稳定化技术通过温柔地、如其所是地觉察、识别，以基于内在价值的选择取代曾经认为"理所当然""必须""只能"等思维陷阱。

3. 操作方法

（1）身体的稳定包括腹式呼吸、身体扫描、三分钟呼吸空间技术，以及饮食、行走、伸展等各种静态或动态时的身体觉察练习。

要点：跟随引导语，聚焦此时此刻的身体感受，随顺身体本身的感受，专注点可以锚定于呼吸、声音、想法、整个身体中任意一个或多个觉察对象。有意识地、温柔地贴近当下的身心感受，有层次地开展练习，体验将非评价、接纳、信任、耐心、非用力追求、放下、初心的原则运用于每时每刻的练习过程中。

（2）心理的稳定包括获得身心稳定的安全岛技术、认知调节的 ABCDEF 技术、STOP 技术、RAIN 技术、催眠技术、肌肉放松、音乐联想技术等。

要点：身体的稳定是心理稳定的基石。情绪和想法的变化，常常令我们深陷其中，脱离当下。经验性回避与控制、认知融合、概念化自我等无效的应对模式常常令内在冲突此起彼伏。通过身体和心理的稳定化练习，我们可以通过安住当下的经验，学习识别深陷痛苦的应对模式。在跟随引导语练习过程中，体验自己注意力在哪里，是否可以探索一种识别想法、情绪，而又不深陷其中的选择。稳定化练习，需要对内心世界的所有体验保持开放，用"愿意"代替"必须"，温柔地贴近痛苦背后自己内在的价值方向，一次又一次地在认知、情绪、行为相互转化的觉察中练习平衡之道。

（3）人际的稳定：积极关注资源，在人际经验中展开觉察，建构有效的应对机制和良好的社会支持系统。

要点：与创伤有关的人际关系技巧训练都基于正念的培育。觉察到烦躁、沮丧、恐惧、愤怒等各种情绪感受，识别自己的应对模式中有效与无效的部分，接纳任何身心体验，清晰辨识哪些是想法、假设、事实，及时看到痛苦背后的价值，建构良好的人际支持，探索朝向价值方向的选择，并时刻保持对自己身体、心理、人际维度的满怀善意的觉察。每天可以有意识地开展愉悦事件、不愉悦事件、沟通困难事件的记录，找出自己在人际关系中的惯性，比如回避、控制或概念化自我与概念化他人，识别困难情境下的身心反应，尝试一点点贴近自己内在的价值的选择，感受人际间彼此支持的力量。每个大大小小的难题的应对都是练习的最佳时机。在练习中不断强化新的应对机制，不断建构良好的社会支持系统。

4. 注意事项

上述通过正常化、放松、正念等训练方式展开的身体、心理、人际维度的稳定化技术，都是以安全的方式修通内在与外在的关系。任何技术的立足点，都不是以消除症状为目的，不是控制或回避症状，而是允许症状如其所是，温柔地贴近症状，实现内在世界的统一，认知、情绪、行为的协调，在人际的、环境的关联中让身心重获安全、稳定、有序和平衡。

文稿撰写者：葛璐璐，广州市公安管理干部学院

第三部分
压力下常见身心反应及应对策略

焦虑情绪：我总是担心·和 紧张，怎么办？

【案例】

小张是一名社区工作者，从大年三十就开始上班，每天挨家挨户开展排查工作，刚开始都没有口罩等防护工具就开始工作了。每天晚上回家面对家人，她都会害怕、恐惧，总担心将病毒带回去，但没有办法，没有多余的地方安置自己。每天回家反复洗手，把自己的衣服单放，可家里就那么大，没有办法做到真正的消毒隔离，总是担心自己的防护措施没有做到位。

自己有时候会出现一些不舒服，比如咳嗽、打喷嚏、头疼等，就会担心是否被感染了；家人感受到她的担心，经常给她放松；不让孩子跟她同床睡，可是阻止不了孩子跟妈妈亲热，找妈妈玩，而且每天也都在一起用餐。

自己天天上班，天天回家，一旦被感染，自己包括家属都是被隔离的对象。

其实，以上小张的担心是我们在面临急性压力时的一种正常的情绪反应——焦虑情绪。这名社区工作者存在着焦虑情绪，是对一个突发的、未知的事件的正常情绪反应，这次疫情的不确定性带来强烈的不安全感和失去控制感。

应对策略

1. 不要逃避问题，要直面压力

焦虑会让你的行为偏离常规，如果你的大脑总是关注在此，那么你不可能再全心关注任何其他事情。首先要意识到自己处在高度焦虑紧张的状态，想想自己的想法是什么，有没有其他更好的想法。如果身体出现了生理反应，要提醒自己这些反应是由于焦虑引发的，是正常的表现，是身体自然而然的现象，焦虑没有了，这些症状也会随之消失。可以通过记录压力日记的方法，记录日常生活事件对自己情绪的影响，也可以问问自己发生了什么？当时正在做什么？和谁在一起？想法是什么？自己怎么做的？感受到了多少压力？这样就可以让自己知道哪些事情影响了自己的情绪，影响了多少。自己直面压力和焦虑，而不是被动地接受它们，把它们视为日常生活所应有的一个自然属性，也就是让焦虑正常化。

2. 放松练习，享受当下

当"感到有压力"时，很可能是在生理和心理上都感受到了压力，大脑嗡嗡作响，身体也被激怒了。想法越消极恐慌，身体反应就越明显。放松是一种消除紧张的简便方式，如渐进式肌肉放松法、呼吸练习和想象技术。

3. 大事化小，提升处理问题的能力

实际上，某些压力源是不可能消除的。对自己面临的众多要求进行重新评估，择优选择，消除那些不必要的要求，使自己有时间和精力去处理真正的问题。对于无法剔除的事情，有条理、有计划地进行，做事尽量不拖延，这些都可以使自己变得更为平静和更有控制力。一旦遇到突发的压力，稍等一下，找一个专门的时间思考。采取积极主动的态度，控制自己应对情境的方式，会使自己所面对的任何问题都自然而然地变得不那么吓人，同时也会让自己情绪更加平静。

4. 生活有规律，身心合一，保持正常的社交

健康的饮食和规律的运动都可以减少压力带来的影响，让自己从压抑中逃离出来，减少烟、酒、药和咖啡的使用。充足的睡眠可以让我们更加平静。让我们尽量慢下来，减少手机使用的时间，走路稍微慢一点，不同时执行多项任务，确保自己在生理和精神上都慢下来，让自己的大脑得到喘息。与人交谈有助于了解周围发生了什么，还能从不同的视角获得建议和支持。

文稿撰写者：闫芳，首都医科大学附属北京安定医院

朗读者：芳华，北京人民广播电台

恐惧情绪：我总是害怕甚至肢体微颤，怎么办？

【案例】

这是一位从外地援助武汉的年轻护士，在心理援助热线中说道："来武汉是我主动申请的，来之前我觉得已经做好各种心理准备，我虽然年纪不大，但是我知道我的职责，我很想不要紧张、不要害怕、告诉自己只要按照规范做好防护，我不会让病毒侵犯的。可是从前两天开始，我的身体就像不受控制了一样，在穿上防护服进入病区的那一刻，四肢不由得颤抖，听到的只有自己心跳声音，胸腔就像压了一块大石头，呼吸开始困难，眼前有点模糊，这种感觉有时候能持续几分钟，休息一下能自己缓解。有时候出现十几分钟，严重的时候会有种从头到脚被凉水浇了一遍的感觉，四肢麻木，内心无比恐惧，感觉快要死了一样！"

这位年轻的白衣战士是出现了急性应激反应的常见症状——恐惧情绪。

　　理解恐惧的发生：恐惧是一种遇到灾难时惊慌害怕、惶恐不安的情绪反应，当没有信心和能力战胜危险时就会出现。严重时会有濒死感发生，就和真的要面临死亡一样。在特殊时期，身体有这样的反应是一种本能的自我保护，提醒我们遇到危险就要"搏斗 —— 逃跑"，所以我们要先接纳自己的这种动物本能性反应。在认知方面会出现：有时大脑一片空白，或胡思乱想，满脑子就是害怕、恐惧、我要死了等负性想法或画面。在生理方面会出现：血压升高、心率加快、呼吸急促、全身紧张、四肢颤抖、身体发热或者发冷等反应。在情绪方面会出现：害怕、恐惧、紧张不安、惊慌失措等。在行为方面会出现：有时行为受限、不能自控，或想快速逃离。大多数人处在案例发生的境遇时，也会出现上述反应。

1. 改变认知

　　正视恐惧、接纳自我：正视恐惧是克服恐惧最有效的方法。疫情发展迅猛，高强度、高负荷的工作压力和不断出现的危重病例，容易使医护人员产生害怕、恐惧、悲观、无助感和自责感，致使自信心降低，这不仅给个人带来沉重的心理压力，同时也降低了医疗救治的工作质量与效率。医学不是万能的，接受不完美和失败是医护人员应该保持的客观认知。疫情控制和患者的医疗救治很多时候不是由医护人员个人能力决定的，还会受到很多其他因素的影响。医护人员应该学会接纳自己的工作能力和表现，做力所能及的事情，避免过度苛责自己，只要尽最大努力去救治患者，无论成功与失败，都应该坦然面对，保持平和心态。

2. 生理调整

（1）腹式呼吸：改变浅的胸腔呼吸、用口呼吸和换气过度的呼吸方式，转而多练习增加大脑和肌肉组织供氧量的腹式呼吸。在恐惧感袭来时，立即使用，反复练习。

（2）每天定期做20~30分钟的深度放松练习。包括渐进式的肌肉放松、冥想、听舒缓的音乐等。

（3）进行明确的时间管理。包括"上班—休息"时间安排。下班休息后不把工作中的坏情绪带到休息中，保证充足睡眠。

（4）如果你身体的"搏斗—逃跑"反应出现，体育运动是一种自然的化解方式。寻找适合自己的项目，并坚持锻炼。推荐：瑜伽、八段锦、有氧健身舞等。

（5）改变饮食习惯，减少服用引起焦虑和应激的物质，如烟、酒、含咖啡因食物，并适当补充营养物质，如水果、维生素等。

3. 情绪调节

（1）识别自己真正的情感：先有意识地让自己进入放松状态，并把注意力调到身体中产生情绪的位置，用一种旁观的角度，体察自己真实的情感与情绪。

（2）"摄像头"法：想象自己是墙上的一个摄像头，正在给恐惧发作的自己摄像，录制着自己的一举一动，整个过程都被记录了。之后再次体会这种"恐惧感"和之前的有何不同。你会感觉转变视角之后，恐惧感会明显下降。

（3）表达情感：表达的目的主要是"释放"，与他人分享、写下来、大喊大叫及抱头痛哭或其他生理释放方法都适用。

4. 行为矫正

（1）识别自己在恐惧出现时习惯性使用的灾难性解释，打破之间的联系，例如：总是暗示自己说"我不行了，我会发疯的""我会窒息"等。识别它们，然后放弃它们。

（2）采用陈述性语言，自我肯定，鼓励自己。告诉自己"这种感觉确实不舒服，但我完全能接受""这恰好是我学习对付恐惧的机会"等。

（3）转移注意力。有意识地将自己的注意力集中在某件具体物品上或做分心术，例如：观察医疗仪器、器械或数自己的脉搏、呼吸、心跳等，这有助于增强现实感。

（4）把恐惧感转变为愤怒，释放出来，例如：把一个软靠垫当成给你带来恐惧感的"怪兽"，把一切的不满、愤恨全部发泄出来，摔打、攻击都可以。

5. 建立辩证思维

（1）识别惯有的错误信念，例如"我只是外界环境的受害者，根本无能为力""生活的本质就该是不尽的痛苦""我无足轻重""无论我的感受如何，我都必须优雅得体"等。独立思考得出结论，反驳这些错误信念。

（2）用纸笔列出，并一一进行反驳。例如"有什么证据支持这种说法？""它总是正确的吗？""这件事真正发生的概率有多大？""我有没有全面客观地看待问题？"等，并习惯这种质疑消极态度的心理模式。撰写规则包括：用第一人称；使用现在时态；用肯定表达方式，自己要相信这些积极的自我对话。

若上述办法还未能改善你状况，请及时暂停手头工作，寻求精神科医生或心理治疗师的帮助。

文稿撰写和朗读者：姜晓梅，甘肃宝石花医院

内疚自责：我总是内疚和自责，怎么办？

【案例】

前文故事中的医生，因为深知新冠病毒的传染性和自己如果感染可能给他人带来影响，在医疗一线工作时，特别注意要求自己一丝不苟地做好防护。她说没有熟悉进出隔离病房的整个流程时，每天会小心翼翼；熟悉流程了，每天又会担心自己习以为常之后会否出现大意。感染了自己不要紧，但实在是对不住组织，对不住大家。医务人员"零感染"真不是空喊喊的，自己可千万不能成了首个反面典型，那真是给单位丢脸，给医务人员丢脸，给国家丢脸了。

从这些话里，我们能感受到，一线医生对自己的严格要求。同时也能想象到，如果她被感染，会是多么内疚和自责。

再来看一线抗疫医生——武汉市汉口医院神经内科主任高文勇的事例。他的妻子何萍是同院呼吸内科护士，疫情发生后就开始工作在抗疫一线，每天都要加班加点；下班回家后还要忙于家务，照顾初二的女儿和不到 5 岁的儿子。她不幸出现症状，被确诊为新冠肺炎。妻子出现症状的当晚，高文勇在医院上班，忙到凌晨两点才回家。妻子住院后一直高烧的几天里，高文勇为妻子的病情担忧，为两个孩子和他的妈妈担心。但医院急诊室和走廊里到处都是等待治疗的病人；同事们有的家属病得很重，甚至因患新冠肺炎而去世，也都没有离岗，他怎么可能放下工作去照顾家人。所以，他和战斗在一线的很多"逆行者"一样，舍小家、顾大家，宁愿选择去承受对家人的歉疚和自责。

应对策略

当我们认为自己违反了心中的重要规则时，或觉得没能按照自己心中的标准行事时，就会感到内疚、自责。内疚是认为自己对他人的痛苦或不利影响负有责任，而产生的带有痛苦和自责体验的情绪。产生内疚的情况有很多种，例如：做了造成实际伤害行为或违规行为；想象自己的行为造成了不利影响；感受到亲人或有直接关系人的痛苦；认为自己对他人照顾不周，没能积极提供帮助或回应请求；认为事情的发生与自己的决策有关；认为自己本可以采取别的行为方式以阻止事件的发生；感到自己的成功或幸运让他人失意、沮丧；看到自己在疫情、地震等大灾难中幸存和安好，而他人却丧生或遭遇不幸；自己头脑中有某种想法但认为其是不好的、不应该有的，等等。上述高文勇医生的内疚就可能与他感受到亲人的痛苦并认为自己没照顾好妻子和家人有关。

内疚是自我意识情绪的一种，与紧张、后悔和懊悔有关，专注于评估自己行为对他人的不利影响。适度的内疚可提高人们的反省能力，提醒人们照顾他人的感受和利益，促使人们遵守社会道德规范，对违反标准或导致他人痛苦的行为承担责任并努力弥补。缺乏内疚会阻碍道德品质的形成和责任心的发展。但是，过度的内疚不是或不仅为具体行为自责，而是或而且为自己的能力和个性自责，对整个的自我或自己这个人持负面性或否定性评价，认为自己是"不好的"或"不够好的""没有或缺乏能力的""不值得信任的""没有价值的"，进一步感到惭愧、羞愧或羞耻，会引发或伴随自我价值感降低、活力减低、情绪低落、抑郁、紧张等表现。前文故事中的医生，认为自己如果防护出现纰漏，感染了新冠肺炎，就成了反面典型，就"给单位丢脸，给医务人员丢脸，给国家丢脸"了。假如她真的感染，她很可能不仅会对防护疏漏及其影响感到内疚，还会认为自己不好而感到羞愧或羞耻。我们要注意识别除了为自己的实际行为感到内疚、自责之外，是否内心深处还有"我不行""我不够好""我让别人失望了"等否定自己的声音，要注意区分内疚和羞耻。如果带来内疚、自责的事情很难面对，自己不愿意想到、谈及甚至刻意隐瞒，可能不仅认为自己做错了事，而且认为自己这个人不好，自己不仅为此感到内疚，而且感到羞愧、羞耻。如果有这种情况，而且体验到的情绪痛苦自己无法消除，建议寻求心理咨询师或心理治疗师等专业人士的帮助。

　　这里我们只探讨如何自我调节内疚情绪。当内疚、自责等情绪痛苦出现时，请首先通过本书第四部分介绍的稳定神经的腹式呼吸技术、连接身心的身体扫描技术、调节负性情绪的RAIN技术等心理防护的操作技术，让自己情绪稳定下来，尽量以好奇和开放的态度接近自己的感受，增强面对自己行为的勇气和力量。当自己的情绪足够平和，能够进行有效思考和分析时，可以通过问自己以下问题，来尽可能客观地评估自己行为的后果：

（1）别人会如何看待这件事？是否也像我一样，把这件事看得这么重？为什么？

（2）如果不是我，而是别人做了这件事，我会怎么看？会觉得有多严重？

（3）1个月后回头看，这件事会有多严重？1年以后呢？5年以后呢？

（4）做这件事，或者有这个想法之前，我是否对这件事的意义或后果有预估？基于我当时的状态，我现在对自己的评判是否合理？

（5）我是否造成了什么损害？如果造成了，还能补救吗？如果能补救，需要怎么做？

（6）受损方怎么看事情的严重程度和我的责任？我是受损方的话，会有怎样的感受，提出怎样的要求或者说些什么？可能的话，直接与受损方沟通，表达和核实自己的想法。

评估完事件的严重程度之后，可以画一张饼图，衡量自己在这个事件中所占的责任。把事件放在当时的情境去看待，首先列出所有与事件有关的人或因素，最后列出自己的责任。然后画一个圆，把圆分成一个个扇形，每个扇形代表一个因素，扇形面积的大小代表因素在事件中所占的比例。最后画代表自己的扇形，以防止在没想清楚之前匆忙给自己分配了太多的责任。这样做的目的不是为了减少应承担的责任，而是为了尽可能全面、客观地看到事件发生的各种因素及其影响[①]。进而有助于承担合理的责任，采取有效的补偿行为。

如果内疚来自对不利影响的想象和推测，要尽量以行动检验和澄清不利影响发生的可能性，而不要陷入过度和片面关注事件消极内容的反刍性不断思考和想象中。对于实际造成的伤害和不利影响，要尽力用行动去弥补，这是疗愈自我和修复关系的重要组成部分。虽然被伤害的人不一定会原谅，造成的损害未必能够挽回，但补偿行为本身可以有效缓解内疚，并增加对自己的满意感。人都会犯错，这是人性所决定的。人不可能是完美的，我们永远不可能做到最好，只能不断努力做得更好。要对各种情况下可能发生的事情设定现实的期望，并相信自己已经做到了当时所能做得最好，对自己在当时情境下能够做到的事情心存感激，而不要专注于自己做不到的事情。过去无法改变，我们要接纳已经发生的事实。把握住当下，放下包袱，

---

①（美）克里斯提娜·A. 帕蒂斯凯 . 理智胜过情感　如何改变你的抑郁、焦虑、愤怒和内疚情绪　第 2 版 [M]. 宋一辰，李稔秋译 . 北京：中国轻工业出版社，2018

开始新的积极、有益的行动，继续充满活力地实现自己生命的价值和意义，这是对过去遗憾唯一能做的有效补偿。

对于"逆行者"来说，如果内疚来自对工作行为的自责，工作中的组织者或领导者要格外关注对"逆行者"的感谢，对他们所承受的额外负担和做出的有效工作表示感谢，对工作中可能出现的问题表示理解，并尽可能提供问题解决预案，给予他们应有的肯定和积极的支持。"逆行者"可以有组织地或自发地建立同伴支持团队，交流感受后会发现自己的很多反应是大家共同具有的正常反应，减少因自认为不该有某种反应而产生的焦虑；同时相互交流信息和讨论，彼此分享或提供解决问题的资源和方法，增加工作效能感，减少无力感，也能进而避免或减少内疚和自责。

引发内疚感的可能性还与我们以往的生活经验有关，内疚的经验累积得越多越容易再次感受到内疚，所以及时对内疚进行干预是十分重要的。如果您有内疚的感受，祝愿您在责任澄清、行动补偿和寻求谅解中得到化解，不仅让自己感到心安，而且让生活因内疚中所蕴含的责任担当、对他人的关心和良好期待而增添善意、温暖和美好。

文稿撰写者：陈晶，中国科学院心理研究所
朗读者：代良轩，安吉广播电视台

愤怒情绪：我时常发脾气并难以释怀，怎么办？

【案例】

在疫情危机干预处理中遇到这样一个案例：他是在抗疫一线的非医务人员，30多岁，在基层工作，紧握拳头来到治疗室，跟我说："您能帮我把我的神经调调吗？我觉得我要疯了，我一听电话响就紧张、喘粗气，这几天和领导同事吵了好几架了，平常我脾气没有这么坏，我觉得我肚子里好像有个潘多拉的盒子，我一直努力按着盖子，但还是感到随时盖子要被顶开，弄得我也吃不香睡不下。"在继续的交流中谈到"感到压力太大，整理的一张张表单、计算的一个个数字，冰冷冷地在眼前飘过，有时还被误解、被批评，吃饭也没点，睡觉也不知道是啥时候，最近每天很忙，但感觉自己像飘在空中一样，不知道家在哪里"。

近期我们听到了很多这样的案例，工作压力大，既往对秩序要求比较高，对失秩序比较敏感，需要比较强的稳定感和掌控感来支撑生活的意义。觉得好像被掏空了一样，因为一点小事就愤怒表达，很委屈。

常见愤怒的诱因有以下几点：一是生命感受到了威胁；

二是感受到了侮辱；三是家庭成员受到了伤害；四是生存的环境受到了威胁；五是社会秩序发生了混乱；六是资源被掠夺等。这些都会有引发愤怒情绪。愤怒情绪在适当环境下可以帮助我们渡过威胁，保护我们。但过度会引发伤害，会发生过激行为，所以需要管理愤怒情绪。

应对策略

1. 心态上的秩序重建

（1）建立正性资源。肯定角色荣耀感和使命感。角色定位非常重要，赋予角色意义也就身心合一。想想自己身上的优点，是怎么度过以往的艰难时刻。通过这样的一些比较好的回忆来唤醒我们内在的一些资源，带着一些比较好的情绪，把自己的能量唤醒回来。

（2）信念上相信自己能完成任务。也许一路坦途也许荆棘丛生，双手贴在胸部，闭眼给自己内心说"我能行""我允许自己行"，当内心听到时说声"谢谢"。

（3）允许自己一些不完美不坚强。在出现自己所谓的失败时放自己一马，在心态上做一些调整，允许自己偶尔会软弱，允许自己一边软弱，一边在坚守工作，允许自己被一些人误解，被一些人抱怨。

（4）允许现实环境和我们的幻想环境不同，甚至是完全不同，包括习惯、文化、工作内容、工作流程等。当允许混乱无序也是一种暂时的秩序时，我们的内心才做好秩序的准备。

2. 感知上的秩序重建

（1）工作之余，花10分钟停留在自己的心理空间。人不能走，大脑可以走，让大脑走走神，跑远点。可以用一些自己最喜爱的有意义的物品，例如画片，甚至是想象空间等，常见的一些形式有拿最亲的人的相片、信物甚至身上佩戴一个饰品等，当自己特别艰难的时候，可以去摸摸它，看看它，想想它，给自己找一个片刻的属于自己内心的温暖的一个时刻，让自己内心在这个时候变得舒服和温暖。

（2）动用身体建立稳定感和秩序感。因为每个人的身体是非常灵敏的，身体帮我们去感受周围的一切来表达我们的情绪，当我们在情绪即将失控时，离开所在环境，让自己跑一跑、动一动，洗个澡，去唱支歌，甚至是反复抖抖腿、甩甩手等，都可以让身体内部的情绪能量得到释放，让身体变得稳定下来。

（3）深呼吸训练。深呼吸是这种情绪状态下自救最好的方法。医务人员都明白，人的呼吸和心率的比例是1:4，当呼吸下降的时候，我们的心率就会自动下降，人也就变得稳定起来。

（4）共创开心片刻。在长期的压力下，人的身体会聚集一些负性能量，可以通过共同唱首歌，共同做操，共同做游戏，共同画画等，看见他在笑就像是我在笑，达到这样的一些效果，暂时从压力超大的工作环境中抽离出来，获得片刻的开心和宁静。

（5）出发前仪式化鼓励。在我们进入工作场景的时候，相互鼓励，相互加油，让大家用心去体会在一起的时候共同的力量感，共创一个姿势代表我们有力量，代表我们是团队等。这样工作时，时刻会记住我不是一个人，背后有很多的人在支撑着自己，这样我们就会有很强的稳定性。

文稿撰写和朗读者：肖存利，北京市西城区平安医院

抑郁情绪：我感到情绪低落和压抑，怎么办？

【案例】

她是一名疾控中心现场流调队队长，一直从事传染病应急工作。疫情以来，每天的工作时间十几个小时，经常到凌晨两三点钟。不仅面对繁重的工作，还要经常面对一些外来的压力，如病人和家属的不理解，谩骂指责，或者一些事情没有得到领导认可的委屈，还可能是一些让自己显得无能为力的事情发生，种种一切，让她情绪失控，有时会大哭一场。

她讲述了这样一件事情：一位年轻的妈妈核酸检测结果是阳性，她有两个孩子，大的六七岁，小的才一岁。要把这个妈妈隔离治疗的话，一岁的孩子怎么办？家里的其他人确诊了，都在隔离治疗。当天晚上流调队员都哭了，觉得让妈妈跟孩子分开，孩子怎么办呢？他们积极去想办法，看看有没有可能让母亲加强防护，孩子跟母亲能在一起，但这又不符合规定。后来这个孩子检测结果也是阳性，这既是一个坏消息，又是一个好消息，坏消息就是孩子也感染了，好消息就是能和妈妈在一起。就因为这个事情，前后两天她哭了好多次。

然而她还没有意识到或者不允许自己处在这种崩溃的状态，反而通过忙于工作来缓解自己的状况，其实这是很危险的。这是我们在面临过多压力、努力控制自己情感，过分压抑时的一种情绪反应——抑郁情绪。

应对策略

接纳不足，改变认知，留在当下。承认自己不快乐，积极做出改变，是自己能变得更加快乐的重要组成部分。很多人接受了坏情绪，认为这是生命中所不可改变的，服从于命运，踟蹰前行，这样做毫无道理。不管有意还是无意，掩饰会造成更大的身体或情绪上的伤害。

1. 承认不足，调整心态

要知道每个人都会有缺点，能力是有限的，不可能事事如意，也不能把每件事情都处理得非常圆满，允许在自己无法处理或者不能帮助别人的时候，放过自己，承认自己的不足，调整心态，尽力就好。

2. 改变认知，积极应对

重要的不是你遭遇了什么，而是你如何看待自己的遭遇。当你情绪低落时，就会带来消极的思维，也会使你做出特定行为，不仅不会解决问题，可能会使问题变得更糟。遇到消极的想法时要问问自己，"这是真的吗？"如果不是真的，摈弃它。如果是真的，再问问自己，"这有关系吗？""我能做些什么？"这样就会阻止你盲目下结论，避免过激的行为。

3. 记录活动日志，改变消极行为

消极情绪会使我们每天无所事事，变得懒散，不愿意活动。每天记录一下自己的活动日志，让自己知道哪些事情会使自己感觉不错，哪些会让自己情绪低落。尽可能少做那些让情绪低落的事情，或者在让情绪低落的事情和喜欢做的事情之间找到一个平衡点。如果能井井有条地安排一天的事情，你就可能做更多积极的事情。

4. 把时间留给自己

不管是在工作上还是思想上，都需要给自己安排休息时间，达到放松的目的。每天至少做一件快乐的事情，会持续改变自己的情绪。

5. 学会让自己的身体放松下来

运动会使身体释放一种内啡肽的化学物质，它是由大脑产生的，是让人感受良好的荷尔蒙，会通过身体向人传递一种幸福的感觉。如果身体放松，思维也会平和。放松身体会对思维、情绪和行为产生良好的作用。深呼吸和泡热水澡都是身体放松的好办法。

6. 坦承自己的情感

不要压抑自己的情感，要坦承自己的情感，要把情绪和事件分开，说出自己的感受，让自己和事件保持一定的距离，促使自己客观地面对问题，人们也会帮助你渡过难关。

7. 静心正念，留在当下

留在当下，将所有的精力集中在目前所从事的事

情上，什么都行，比如说吃饭、散步、开车、穿衣，同时要调动所有的感官，细细体味。

8. 必要时积极求助专业帮助

如果情绪低落、兴趣减少、精力不足这些症状持续超过两周，通过自我调节无法缓解，或者同时出现自杀念头或自残行为，建议到精神卫生专科医院就诊。

文稿撰写者：闫芳，首都医科大学附属北京安定医院

朗读者：芳华，北京人民广播电台

注意力问题：我时常注意力分散难以聚焦，怎么办？

【案例】

根据记者对湖北省第三人民医院的采访，当疫情逐渐加重时，医生已经没有时间恐惧，工作强度超过所有人的预期，发热病人越来越多，多到"发热门诊变成了一栋楼，呼吸科成了医院主力军""最高峰的时候发热门诊24小时要接诊825人次，还有很多人排不进来"。在这样的强度下，医务人员的体力严重消耗，防护服下的心理状态也逐渐开始不稳定。

一位接诊的护士说，每一个前来就诊的病人如果体温超过37.3℃，都要给他们做详细的登记，包括姓名、性别、年龄、详细的地址、手机号码及身份证号码等。在这样的工作强度下，她们已经记不清每天到底回答了多少提问，甩了多少次体温计，最后的动作变成机械地重复，除了眼前的机械重复，已经没有能力关注到更多，需要很努力才能集中精力完成眼前的任务，他们记不清什么时候下班，只知道上班；只知道"吃饭的时候已经拿不动筷子，只能用勺子；下班的时候，双腿直打哆嗦，就想躺下来狠狠地睡上12个小时""晚上看到家里人的微信消息才知道今天是自己的生日"。

上述案例突出体现了长时间压力工作之后注意力受损的状态。

注意力受损导致集中困难是指我们的注意离开了心理活动所要指向的对象，很难持续对其进行精细加工的现象。正如上述案例描述的那样，面对超负荷的工作时，注意力容易不集中，这是我们人类在应激状态下的常见反应，是注意力资源分配不够导致的。但对于疫情防控来说，由此导致的误诊及漏诊结果，将是生命不能承受之重。对于这种导致注意力不集中的情况，我们的建议是：

应对策略

1. 有序的就诊环境

让前面的患者在看病，后面的患者在等待，这种有序状态会让患者增加更多的安全感和确定感。

2. 充足的休息时间

医务人员作为脑力劳动者，在面对不同个体的时候，根据得到的证据来判断患者的疾病情况，做出正确的诊断，需要非常集中的注意力和专注程度才能完成。如果睡眠不足，会直接削弱他们的注意集中程度。

3. 岗位轮换或调整

如果在工作当中自己感觉状态已经很糟糕，无法再胜任目前的工作岗位，可以要求调换到相对比较清净、简单重复的工作岗位，例如从直接面对患者的接诊工作调换为整理患者病历或文档。

4. 快速高效的放松

在救援工作中，通常没有条件进行正式的午休，那么迅速地进行一个想象放松就非常容易实现我们注意力的恢复。具体操作如下：

（1）场所和时间设置：一个不被打扰的环境，安静的空间；同时把手机调整到静音模式，设置一个8~15分钟的闹钟，确保在接下来的这段时间内，有一个绝对安全、不被打扰的时间和空间属于自己。

（2）身体要求：让身体舒展或者放松，条件不允许的话，坐着靠着都可以，总之让身体随重力的作用放松，不要让身体感受到任何一个部位的肌肉紧张。

在这样一个安静、安全、放松的空间内闭上眼睛，开始在大脑中努力想象一个这样的场景或者画面：你身处一架高空飞行的飞机上，来到崇山峻岭的上方；你纵身从飞机跃下，身着翼装的你，在山坡上飞行和滑翔；你的身体舒展而放松，上升的气流托着你，从一个山头滑向另外一个山头，从山头滑向山坡，你能感受到迎面吹来的风，激烈而温和；你的身体柔软而放松，你的飞行快速而稳定，周围的场景变换润滑而且舒服；你能感觉到自己的身体在这样的滑行当中变得越来越放松，越来越舒服；渐渐地你感觉自己就像一只鸟儿在崇山峻岭之间飞行，快速而自由，已经远远离开了那个纷繁复杂忙碌的世界；直到闹钟把你叫醒，自己感觉过了很久很久。醒来的你会觉得头脑清醒，注意稳定，精力充沛。

文稿撰写和朗读者：马永春，浙江省精神卫生中心

记忆力问题：我的记忆力大不如前且常常出错，怎么办？

【案例】

求助者是 43 岁的男性，反映自己的记忆力似乎下降了很多。到武汉之前，是一家大型医院的副主任医师，管着一个病区、每周上两次门诊、带教年轻医生。做百姓健康的节目，还要抽空写论文，工作很忙但是效率很高，一切都安排得井然有序。平时听到身边有人说"人到中年，这记性也不好了"，但是他并不觉得，似乎和年轻时没啥两样。

然而，最近他感觉不好，记忆力下降得很厉害。总是丢三落四不说，一起参加救援的其他医护人员，刚认识的，彼此才相互介绍单位、告诉名字，片刻即会忘记。前两天一起对班时相互配合工作的护士，过几天再见面又想不起来。他有高血压，随身带了降压药，但总是忘，每次头昏时才想起来没有吃。前几天，晚上睡前看着手机里的照片，记着要在妻子生日那天送祝福，结果又忘记了，再想起来时已经过去了两天。最要命的是，有一天突然忘了电脑开机密码，脑子就像卡住一样，怎么也想不起来，连着输入几次都是错的。

　　针对求助者叙述的记忆力下降的情况，咨询师做了如下六条建议：

1. 调整心态

　　想要提高记忆力，首要的是心态要好。当前抗击疫情的医疗工作中，在诊疗环境、居住环境、人员配合以及医患关系等方面，会因为遇到一些困难和挫折就变得心浮气躁，再加上对新冠肺炎高传染性的焦虑恐慌，会对记忆力造成一定的影响。所以先要调整好心态，乐观面对。"知之者不如好之者，好之者不如乐之者。"当你对一起工作的医护人员有了浓厚的兴趣、对合作充满感恩，就会积极主动而且心情愉快地记忆他们的信息。只有注意力高度集中，才会去强化各感觉器官和思维器官的活动，形成大脑的兴奋中心，将各种知识信息不断地传给大脑的神经中枢，从而留下较深的印象。

2. 缓解压力

　　精神紧张对大脑的灵敏性和记忆力的影响非常大，因为压力大时，会造成心理和精神不在状态，记东西就比较模糊，所以要经常放松心情、舒缓压力。例如在工作之余，可以看看窗外，有条件的话在工作的院子里走一走、透透气，也可以多听音乐，与并肩作战的医护人员幽默一下，讲讲笑话。还可以训练腹式呼吸，当身体稳定，一呼一吸之间深而长、缓而慢地均匀进行，内心也变得安静。

3. 改善睡眠

工作任务重，连续熬夜几天的话，会感觉记忆力明显衰退。有时候人很疲惫劳累，身体很困特别想睡，但是大脑却无睡意。要知道，大脑只有每天得到足够的休息，才能高速运转，所以要尽可能保证每天充足的睡眠和作息规律，劳逸结合。尤其是劳累了一天，晚上还没有睡意时，不要看手机、玩电脑或聊电话，平躺在床上，静等入睡。这时可以做正念训练和呼吸训练。

4. 加强运动

坚持锻炼身体，因为人在锻炼身体时，可以促进大脑细胞的自我更新，保持大脑细胞的活跃，增强记忆力，同时也有利于身体健康，精力充沛。在武汉紧张的工作中，没有运动场所、没有运动器械、没有运动音乐时，只要我们有了运动意识，可以采用"囚徒健身"法，就利用自己脚下的一点空间，徒手就能做各种身体运动，关键是要培养意识和习惯。

5. 学习方法

有些时候记忆效果不好，并不是记忆力变差了，而是记忆方法不对。记忆包括识记、保持、再现和回忆四个基本过程。提高记忆，先要做注意力训练，记忆时只要聚精会神、专心致志，排除杂念和外界干扰，大脑皮层就会留下深刻的记忆痕迹而不容易遗忘。如果精神涣散，一心二用，就会大大降低记忆效率。另外，记忆的大敌是遗忘。提高记忆力，实质就是尽量避免和克服遗忘。所以多记几遍，达到熟记、牢记的程度，第二天继续趁热打铁，及时温习巩固，就能强化记忆痕迹、防止遗忘。还可以采用素材结合的方法来强化记忆，提高记忆效率，例如各地来武汉一起工作的同事，将他的姓名与地方小吃或旅游名胜结合来记。

6. 调节饮食

在武汉前线工作，一开始吃盒饭没得选，慢慢保障好了以后，可以选择多吃一些提高记忆力的食物，比如牛奶、核桃、鱼类、花生、小米等都是补脑效果比较好的。要保证足够的营养物质摄入，才有利于减轻记忆力差或者减缓记忆力下降。

文稿撰写和朗读者：孙香萍，中国人民解放军国防大学政治学院

闪回问题：我总想到死者的样子并做噩梦，怎么办？

【案例】

夜已经很深了，陈医师带着满身的疲倦回到房间，今夜他再也无法入睡，白天抢救的情景一幕幕再次出现在脑海中，他看到了患者睁着的眼睛，似乎还想对他说话，内疚、惭愧甚至无地自容一阵阵涌上心头，那个场景怎么都离不开脑子，满脑子都是那个场景，一幕幕如此清晰……

陈医师已经是某省城三甲医院呼吸内科的多年主治医师，本人就是武汉人，在接到医院需要向武汉援助的通知后，因为要支援家乡，他毫不犹豫地就向医院领导递交了请战书。大年初五，他的名字出现在了第二批援助武汉人员的名单上，匆匆准备了个人物品，与家人简单告别后，就与医院的同事们一起来到了武汉。

一天晚上，一位同学突然打来电话，说自己的母亲由轻症转为重症，已经由其他医院转往他所在医院，因为自己无法前来探视，请他帮助打听并给予关照。通过医院信息系统，很快查到同学的母亲就在自己的病区，10床59岁的患者。于是赶紧向同事了解目前病情：正在加重，已经在用有创呼吸机了，虽然当下病情还算稳定，但不知道明天会怎样，匆匆交代了同事后，赶紧休息，明天就要接班。第二天，陈医师急匆匆赶往医院，除了和往常一样查房、开检查医嘱和治疗外，还有一个重要任务就是要单独去看看 10 床的患者，因为那是老同学的嘱托。还好，病情还算稳定，因为带着有创呼吸机，不能与病人直接交流，只能靠近她的耳边告诉她"阿姨，我是某某的高中同学，我会尽力救治您的"，阿姨也朝他微微一笑，之后就出来了。一小时后，护士在病房里突然传来呼救："不好了，10 床病人心搏骤停，请医生过来马上抢救。"不容思索，他本能的一个跨步，径直朝 10 床飞奔过去，立即投入到抢救中，胸外心脏按压、除颤，一切都有条不紊……可是，心电图还是一条直线，再用药，再抢救，半个多小时过去了，仍然是一条直线，这时陈医师不经意间看到了阿姨的眼睛是睁着的，像是睁大了眼睛在看着他，他突然感到胸口一阵难受，职业的本能告诉他，病人已经没有多大希望，但是，这是老同学的母亲呀！不行，一定不能放弃，继续抢救，一小时过去了，两小时过去了，但心电图还是一条直线，虽然科主任和上级医生都在身边，已经有人开始劝他放弃抢救。他仍然看到阿姨那睁开的眼睛，似乎在朝着他看，似乎在告诉自己"救救我！救救我！"……继续抢救，心电图还是一条直线，这时候科主任说话了："小陈，放弃吧，我们已经尽力了！"突然间，陈医师的泪水再也无法克制地从他的眼睛里流了出来，他现在能做的只有一件事，或者说只有一个动作，就是面对阿姨深深地鞠上一躬，跟自己的内心说"对不起，阿姨！是我无能啊！"

于是就出现了本文开头的一幕，陈医师感觉太痛苦了，不断闪回的创伤场景……晚上闭着眼睛的时候，那可怕的情景似乎如期在大脑里出现，画面如此清晰……愧疚、痛苦、内心挣扎涌上心头……

针对上述医务人员在救援过程中出现的创伤后应激障碍"闪回"，我们建议从以下几个方面来应对。

1. 自我调节

（1）学会自我接纳。对于一线医务工作者来说，面对抢救也可能无法救回的病人，特别是当抢救自己熟悉的病人时，会产生创伤后应激障碍"闪回"，这个场景一次次反复出现在脑海里，严重影响正常生活工作，甚至回避社交。首先我们要学会自我接纳，如果那个可怕的场景再一次出现的时候，顺其自然，可以告诉自己，与这种感觉一起待上一会儿，同时也要不断告诉自己，我是医师，我不是神，因为医学有局限，我不能救活所有人，允许自己有做不到的事。

（2）学会表达和倾诉。学会主动与周围的同事或者自己认为信得过的人进行倾诉和表达，而不是不断与这种场景抗争。表达自己内心真实的想法和感受，通过倾诉和表达，可以降低内心的害怕恐惧，减轻内疚感，一定程度上减少"闪回"的发生。笔者曾在四川抗震救灾期间，为一位经常半夜惊叫的患者做过治

应对策略

疗，通过紧急事件晤谈（CISD），也就是让其倾诉和表达，取得较好的效果。

（3）学会安全岛技术进行自我催眠。（本书第三部分具体讲解）

2. 寻求专业人员的帮助

（1）心理治疗师的帮助。心理治疗师可以通过更加专业的认知行为治疗、快速眼动治疗（EMDR）或者催眠治疗，较快地解决"闪回"问题。笔者曾对几例创伤后应激障碍"闪回"病例通过快速眼动治疗，较快解决了问题。

（2）精神科医生。可以通过使用抗焦虑、抗抑郁药物，迅速缓解焦虑紧张情绪，加用镇静安眠药物，尽快解决睡眠问题，建议慎用苯二氮卓类药物（如阿普唑仑、艾司唑仑等）。

文稿撰写者：沈连相，杭州市余杭区第五人民医院
朗读者：凯莉，杭州市余杭区广电传媒集团

怀疑心理：我不再相信曾经相信的事物，怎么办？

【案例】

　　武汉是新冠肺炎疫情最严重的地区，形势非常严峻，很多医务人员主动请缨来到抗疫一线开展救助工作，张医生也在其中。他相信自己能为这次疫情出一份力，相信一定能打赢这场"战疫"。

　　来到武汉，张医生这一批医务人员以整建制接管重症病区，经过简单培训后投入到战斗当中。当张医生看到病人那渴望活下来的眼神，他感受到了肩上的重担，但每天都这样高强度地工作，每天都与死神交锋，他感到有些力不从心了，医院每天人满为患，许多重症病人情况十分糟糕，病情恶化迅速。虽然自己平时也在重症医学科工作，但是在武汉看到的重症病人病情更重，治疗难度更大。在新冠肺炎疫情重灾区，张医生亲眼看见患者的痛苦和死亡，感到生命易逝、无奈和悲伤，对病毒感到恐惧等。在工作中也出现了抑郁或受挫情绪，当自己冒着生命危险奔赴疫区援助，却发现似乎没有起到理想中的作用，张医生感到愧疚、愤怒、自责，开始怀疑自己能不能帮得了他们，认为自己原来丰富的临床经验在这里竟然毫无用武之地，每天经历着身体和心理的双重煎熬。

他不知道能不能给患者带去生命的慰藉，不知道能不能完成领导和同事交给的任务，不知道自己还能坚持多久。

针对上述医务人员在救援过程中出现的怀疑心理，我们建议从以下几个方面来应对。

1. 认知调整

由于疫情发展迅猛，高强度、高负荷的工作压力和不断出现的危重病例，医务人员出现过度疲劳和紧张，甚至耗竭，容易使医务人员产生悲观情绪、焦虑不安、委屈、无助、压抑、挫败或自责。导致医务工作者自信心降低，其结果不仅给个人带来沉重的心理压力，同时也降低了医疗救治的工作质量和效率，因此在特殊时期尽快调整认知是医务人员心理防护的重要内容。医务人员应该在内心告诉自己医学不是万能的，医学首先是一门科学，新冠肺炎来势汹汹，我们必须接受不完美和失败，疫情控制和患者的医疗救治很多时候不是由医生个人能力决定的，医务人员应该学会接纳自己的工作能力和表现，做力所能及的事情，避免过度苛责自己，只要尽最大努力去救治患者，无论成功与失败都应该坦然面对。

2. ABCDEF 理论

ABCDEF 理论可以帮助医务人员挑战自己的非理

性信念；长期坚持，可以改变习惯性的消极思维，强化正确积极的思维。

3. 情绪调节

不良情绪有害健康，医务人员应采用正确的途径和方式调节情绪。可以通过发抖音短视频、写日记、绘画等方式表达自己的情绪；可以通过向同事、家人、亲友尽情表达内心的感受来获取心理支持；把注意力集中到每天的救治工作上，多觉察自己的身心变化，及时调节处理。如果负性情绪长时间得不到缓解，必要时可向专业的心理咨询人员求助。

文稿撰写者：蒋成刚，重庆市妇幼保健院

朗读者：诺亚，重庆广播电视集团（总台）

冲动行为：我有时会发火，忍都忍不住，怎么办？

【案例】

王同志是抗疫一线的基层工作人员，40多岁，他说：

"我觉得我自己最近的情绪很有问题，你能帮我吗？最近一次遇到一个坚持要进入卡点的人，我劝他好好返回，他却不断骂人而且骂得很难听。这么冷的天我们在路上一站就是一整天，冒着感染的风险，不就是为了保护他们吗？假如是病毒携带者造成群体性扩散，那会带来多大的影响？我没忍住就冲他发火了。"

"我平时几乎不发火，但最近工作中脾气真的有点急。早晨睁开眼爬起来，到晚上10点多，都在疫区跑来跑去，几乎没有休息时间。没有防护服、防护手套，就戴一次性口罩。害怕自己万一被感染，不敢回家，做任何事情都小心翼翼。所以看到那些不听劝阻乱串的人、不戴口罩的人，甚至打麻将的人，真的忍不住。我知道这样冲动不对，在工作中应该保持耐心，但有时真的感觉火往上冲。"

"前天妻子打电话来，抱怨孩子不听话，以往我肯定是劝几句、哄一哄，但当时鬼使神差地冲她发脾气。"

王同志的状况是应激状态中常见的反应——冲动行为。

许多一线抗疫人员在冲动行为过后，会后悔、自责、内疚，认为自己不该如此，冲动发火与自己在一线抗疫的初心不符，还会为此带来的结果而懊恼，更为自己出现平时不易发生的冲动行为而担忧、焦虑。

面对上述的冲动行为——忍不住发火的状况如何调适呢？在接纳这是正常的应激反应，不必过度自责的同时，可以尝试以下四种方法。

1. 面对情绪，三步熄火，化解冲动

冲动具有紧张性、暂时性特点，会感觉自己处于激情状态中，情绪越来越高涨，像着了火似的难以控制，同时像暴风雨一样，来得猛，去得也快。可以用以下三步化解冲动。

第一步：学会暂停，缓冲情绪。

感觉情绪越来越高涨时，提醒自己闭嘴、手脚和身体不要动，暂停自己的行为反应。继而深深吸气，然后慢慢呼出……直到情绪平静下来。或者深呼吸的同时，在心中默数20个数，这会帮助你给血压和心率腾出时间恢复正常。

第二步：命名情绪，自我对话。

当情绪略微平静下来之后，觉察自己发生了什么，为情绪命名，如"我是在紧张了""我是在愤怒了"。然后进行自我对话，如"发火是愚蠢的，解决不了任

何问题""保持冷静,坚持一分钟!"等。

第三步:觉察意图,评估行为。

情绪平静后,觉察情绪背后的想法,如"我生气了,是担心对方不听劝阻,对防疫工作造成危害"。然后评估行动的效果,如"我生气,对方会更对抗,对防疫工作没有帮助"。

2. 面对攻击,两步调整,应对冲动

抗疫一线人员在工作中会遇到他人的不理解、不配合,甚至愤怒和攻击。冲动的盲目性特点,会让人只关注事情中让自己气愤的一面,继而越想情绪越激动。可以用以下两步应对。

第一步:提前认知,换位共情。

疫情中,他人的负性情绪不是针对你个人,更多的是他们本身恐惧、无助、悲伤,转用愤怒和攻击进行表达。一定不要被对方情绪带跑,引发自己的冲动反应,很多时候它与你个人无关。

可以冷静而温和地从对方的对立面转向与他同样的角度,如"我能理解你的心情,我愿意从你的角度去思考,和你商量怎么来解决这个问题"。

第二步:调整身体语言,缓解氛围。

在与他人交涉的时候,要注意降低声音,放慢语速,胸部挺直避免前倾,放松面部表情等。冲突升级,往往是对方感受到你的态度和方式不友好,积极而友善的身体语言可以降低自己的冲动,也可以降低对方的防御。

3. 面对失控，针对训练，预防冲动

研究发现，失去自我控制或自制力减弱，往往发生在紧张心理状态中。疫情期间练习一些放松训练的方法（见本书第三部分），可以预防冲动发生。

4. 面对刺激，隔断远离，释放冲动

预感到自己要爆发而一时无法很好处理时，可迅速离开现场，把外界刺激与冲动的联系隔断。如果冲动难以平息，可适当释放，如在空地叫喊、锤击被褥、运动等，以解除心中的紧张感。

文稿撰写者：卢敏，中国科学院心理研究所

朗读者：孙彤俐苇，安吉广播电视台

回避行为：我不愿意或不敢再去某个地方，怎么办？

【案例】

当医院组织护理应急队伍报名时，护士小张毫不犹豫就报了名，顺利进入医院感染科隔离病房工作。

一天，小张要负责给一位确诊新型冠状病毒感染肺炎的中年男性患者输液，患者情绪比较激动，住院以后对治疗效果不满意。当小张进入病房后，患者突然拉扯住小张的防护服，大声喊叫："你们为啥穿着防护服，我都是被别人感染的，我也要你们死！"小张听完后被吓得迅速挣扎着逃离病房，蜷缩着身体躲在了更衣室的角落里大声哭泣，全身止不住的发抖，刚刚发生的一幕不断在脑海闪现。

为了能打赢这场"战役"，小张还是说服自己继续回到岗位上。每当做护理工作时变得比以往更加小心翼翼，总是担心、害怕被感染。小张觉得压力特别大，对自己毫无信心，不能够专注做一件事情，每天不能按时上下班。每当看到那一排排的病房，看到一个个病人，就开始紧张起来，那天病人拉扯的场景在脑海里一幕幕的重现，全身开始冒汗，身体也在不停地发抖。这样持续了几日，小张不愿意再去面对病人，不愿意再回到医院，想要逃离摆脱它。小张晚上出现入睡困难，做噩梦，白天容易受到惊吓，做事情不能集中注意力，持续数日仍然不能缓解。小张曾经觉得那么骄傲的工作为什么就不愿意去干了呢？曾经觉得那么喜欢的科室为什么不愿意去了呢？

应对策略

针对上述医务人员在救援过程中出现的回避行为，我们建议从以下几个方面来应对。

1. 接纳

对于医务工作者来说，在面对未知的病毒和疾病时，特别是处于比较恐慌的氛围中时，会产生更多的恐惧，会出现回避行为，不敢或不愿意再回到以前那个自己无比熟悉的工作岗位中去。这样的情绪是一种正常的心理现象，就像士兵进入战场，但不知道敌人躲在何处，不知道还有多少敌人会到来。这种时候，医务人员出现回避行为是一种保护自己的本能行为，不要因此认为自己是"逃兵"。我们应该接纳这种行为，打开心胸，顺其自然，主动与周围的同事倾诉表达，而不是与这种思想做斗争。

2. 调整心态，重新看待问题

上述故事中提到确诊患者对医务人员的敌对行为，我们应该调整心态，换位思考。一旦被确诊为新冠肺炎，不少患者会出现恐慌、焦虑等负性情绪，患者对医务人员不断提要求，甚至埋怨、打骂，说明患者内心感到极度的不安全，渴望医务人员对他有更多的关注。通过这种重新看待问题的方式，我们便能更好地理解患者，降低医务人员的委屈感，避免出现上述回避行为。

3. 运作有序，做好保障

在团队运作方面，领导人物和权威机构的真诚态度，身先士卒的担当精神和责任感，对团队其他人影响很大，如果领导向部下提供真实准确的信息，进行有人情味的沟通交流，就可把应激水平降低到合适的程度。以下制度的执行有助于降低医务人员的心理压力：

（1）实行轮岗制。为了适应高强度的工作，医务人员要合理休息，定时轮岗，相关单位在制定医务人员工作计划时一定要充分考虑这个情况，要让医务人员轮流承担不同应激水平的工作。要限制承担高应激水平工作的时间，例如直接接触病人的工作时间。

（2）实行轮休制。为避免认知功能的损害，建议医务人员在最危险的现场工作6~8小时以后必须保证能有较长时间的休息。所有医务人员都必须有休息时间。将工作人员分为两组轮流休息，可保证研究和救援工作不间断进行。对不愿休息的工作人员应采取强制措施，坚决不提倡轻伤不下火线。

（3）保障舒适的休息环境。只有良好的休息才能保障医务人员体力的恢复，应在相对安静的地方设立休息场所。休息场所应包括充足的生活补给。还应提供干爽洁净的衣物及家人通讯的电话。

文稿撰写者：蒋成刚，重庆市妇幼保健院

朗读者：诺亚，重庆广播电视集团（总台）

过度警觉：我无法放松，时常一惊一乍，怎么办？

【案例】

一位在机场从事航班旅客测温任务的医生来电说："这段时间我的身体和精神一直都紧绷着。其实我平时脾气比较温和，是大家心目中的好领导和知心大姐，但是这段时间一直连轴转，我也有点心力交瘁，身心俱疲。有时候小同事话说得有点啰唆，不直接讲重点，或是讲不清楚情况，我就非常着急，忍不住提高嗓门，大声训话。偶尔有同事汇报有体温超标的情况，自己精神就极度紧张，一天下来感觉头脑晕胀，身上一点力气都没有，反正就一惊一乍的。"

"作为机场医护人员，我们都受过基本的传染病培训，但是新型冠状病毒是一种新的病原体，对病毒传播机制和疾病严重程度的认识还在不断深入，防控工作面临着严峻的挑战。我每天就算是下班休息，也一直都在刷手机，生怕漏了最新的疫情动态信息，不断思考接下来的工作中应该注意的事项。由于精神一直紧绷着，大脑非常兴奋，晚上迟迟不能入睡。而且睡眠比较浅，担心有同事给我打电话听不见。"

在连续奋战多日后，这位医生发烧37.8 ℃，恐惧一下子就包围了她，她不得不在医院急诊室做隔离检测。隔离期内，她每天都非常害怕，几乎就认为自己肯定被感染了。随着隔离期结束，她排除了感染新冠肺炎的可能，一直紧绷的神经才终于放松了。

那么，面对过度警觉，我们应该怎么办呢？

1. 正确认识过度警觉，觉察自己的情绪

这位医生自己能够觉察到和平时工作生活状态不一样，精神变得紧绷，总是担心有做不到位的细节，容易责怪别人，这些都是由现实因素激发带来的警觉情绪反应，都是合理的、正常的、有意义的。警觉能让我们在面临突发危机事件时精神高度集中，工作高度投入和情感卷入，能够细致高效地完成任务。但是一直处于警觉的情绪状态，持续工作在抗疫一线，自身的情绪得不到缓解，也无法得到来自他人的帮助，变成了过度警觉，则可能导致能量耗竭的情况，在生理、心理和情感处于极度疲惫的状态下，休息和睡眠不足，甚至有可能生病。

2. 主动放松身心，接纳并缓解情绪

如果我们觉察到自己处于过度警觉的情绪反应，要原谅自己曾在深夜绝望的斗争和冲动，勇敢地对身边人说出自己的害怕和无助，主动表达自己需要支持与帮助，那么恐慌程度就会降下来。比如主动和家人联系，说出自己内心真实想法，用爱驱散恐慌。还可

以通过采用稳定神经的腹式呼吸、身体扫描、安全岛等心理防护技术来主动放松身心，接纳并缓解情绪。

3. 牢记价值方向，坚定必胜信心

抗疫战线上的每一位逆行者都是平凡而勇敢的。面对复杂的疫情，我们有时会担忧害怕，有时会焦虑恐慌，但我们为了什么而选择逆行，为了人民的健康！只有牢记我们的价值方向，才能用坚定的信心、顽强的意志、实际的行动，真正打赢这场疫情防控战。行百里者半九十。越是在最吃劲的时候，越要有一鼓作气的决心，越要有攻坚克难的毅力。向最美丽的逆行者们致敬！

文稿撰写和朗读者：高丽，中国民用航空局民用航空医学中心（民航总医院）

麻木冷漠：我对责任变得厌烦和麻木，怎么办？

【案例】

一位在武汉支援的医生表达了自己近来的一种感受："明明是主动报名去参加救援，明明是自己的选择。但在经历过了一段时间的忙碌后，不知道从什么时候开始，最初参加救援时的那种激动，以及在服务病患时的那份感动，似乎渐渐开始消失了。虽然表面上别人还感觉不到，但自己能感受到一种厌烦的情绪慢慢滋生，甚至变得有些麻木冷漠。再说得具体些，或许对那些正能量的消息都有点失去了感觉，甚至不太有阅读的动力。每日面对病患也变得开始例行公事，少了过去的那份同理心。甚至开始感受到环境中的"缺陷"，对同事也变得挑剔起来……"

如果你开始出现了上述类似的反应，注意！这其实是你给自己的一个提醒"信号"！它可能意味着你在需要高情感付出的工作情境中开始表现出一种身心耗竭的状态，而你的大脑开始采用"回避"的方式来帮助你缓解疲劳。尽管这种麻木冷漠在短时间或许对你是有益的，可以帮助你避免更多的身心付出，但从长期来看，它可能让你变得不是那么胜任工作，也会开始出现各种不良的身心状况！"

　　面对上述的这种不良感受该如何调适，在这里我们介绍两种简易的自我调适方法。第一是情绪觉察三步法，第二是情绪脱敏四步法。

　　这里首先要说明的是，情绪觉察有三个好处：第一，你会感受到虽然负面的感受不可避免，但它不会持久地控制着你；第二，成功应对了这种负面感受时，你会获得一种特别的力量感，从而增强自己的自信心，使得今后把控自己情绪的能力有所增强；第三，你依旧可以遵照你选择作为一名救援队员的价值理念来工作和生活，而不会身心分裂，不知所措。

1. 情绪觉察三步法

　　情绪觉察三步法中，有效的应对第一步是，你首先要有提高情绪觉察的意愿。你需要训练自己更加清楚地觉察自己的各种反应，特别是情绪反应。

　　重要的第二步是学习专注地观察自己的情绪，在完成一天的工作后，我们特别推荐您花费 15~20 分钟时间去专注地观察自身的情绪状态，你可以学着给自己的情绪状态进行命名。看看此时此刻自己能感受到什么样的情绪。当然，你也可以利用"正念练习"来帮助自己。

　　第三步，我们希望你在实践中觉察自己的情绪反应。你可以在接下来的一周里，试着每天留出时间来专注地觉知你的情绪。倘若你这样做了，你的感受会开始逐步发生变化，变得不是那么不可理解和不可思议。相反，有些负面的感受会像阴雨的天气，很快就会过去了。

2. 情绪脱敏四步法

在学会情绪觉察的同时，你也可以在实践工作中让自己接受情绪脱敏。具体的做法可以分为四步，这里我们称之为情绪脱敏四步法，分别是：

第一步，努力留意什么时候会感受"麻木冷漠"。这种感受将会成为专注观察的示警信号。尝试辨认你开始感到焦虑、愤怒、悲伤或任何你正在留心的情绪的最初迹象。

第二步，一旦你注意到了自己体会到的"麻木冷漠"，聚焦于身体感觉，注意这种感觉在你身体中聚集的部位。

第三步，试着寻找这种感觉的描述词。它有多庞大？它提醒了你什么？向自己描述此次经验的方方面面。

第四步，不断观察，直至这种感觉减弱或改变。尽量不要从这种感觉上分心。根据自己的感受体验它，集中全部意识。

到这里，恭喜你，你又学会了一种自我心理防护的知识和技能。谢谢你的聆听！

文稿撰写者：骆宏，杭州师范大学附属医院

朗读者：丛玲，杭州文广集团

睡眠问题：我近来睡不好觉，精力下降，怎么办？

【案例】

一名护士来找我咨询她的睡眠问题，自述如下：我今年45岁，是一名三甲医院ICU的副主任护士，因为我参加过2003年抗击非典的工作，所以这次自愿请缨来武汉支援，希望能用我的经验帮助医疗队里的年轻人。大年初一，我们队就过来了，分管这里重症患者的护理工作，每天下班时脱下全副武装的防护服，全身衣服都湿透，再加上有时还需要值夜班，一天下来感到有些心有余力不足。起初我想早些睡，多睡几小时没准白天能好些，但没想到晚上八九点上床后，却睡不着，白天在病房里抢救病人的情景在脑子里过电影。越劝自己可别想了，越停不下来。要是再这样天天睡不好，会不会免疫力低下，到时会不会也被感染呢！心里越想越怕，更睡不着了！我找来安眠药，吃了一两次，结果第二天脑袋觉得昏昏沉沉的，提不起精神，就又纠结吃安眠药会不会成瘾呢，会不会造成肝功能异常什么的……这些日子睡眠问题越来越困扰我。

正气存内，邪不可干。为什么有些人成了危重患者，甚至就去世了，为什么有些人就转成轻症，出院了，这是免疫力在起着积极且重要的作用。良好的睡眠管理，可以保证神经内分泌系统和免疫系统正常工作，深度修复白天在精神与身体上的双重消耗，帮助我们一线工作者以更强大的身心状态，去应对这次疫情的挑战，顺利完成这份艰巨且神圣的使命。

下面具体讲讲在抗击肺炎疫情期间睡眠应该怎么管理？

第一，要建立好生物钟，固定时间起固定时间睡。按照日出而作、日落而息这样相对固定的生物钟来睡觉。一般情况上白班，繁重的工作之余，记住不要占用该睡觉的时间去做其他事。如果确实需要倒夜班，那就要尽可能把倒班的班次相对固定下来，在下了夜班，白天去睡觉的时候，要把窗帘遮严，戴黑眼罩、用耳塞隔绝声音，总之如果能营造一个相对黑暗、静音，像晚上那样的睡眠环境，也可以得到很好的休息。

第二，建议做一些有节制的户外运动，不要过度的运动。虽然现在因为疫情，大家都不敢随便出去，但是到那些能晒到太阳的地方活动活动，戴个口罩，做好防护，哪怕站在阳台或打开窗户晒晒也好。天天在屋里，我们的褪黑素就有可能过早的释放，晚上在睡觉的时候可能就会睡不好了。

第三，饮食方面需要多加注意。一线的工作者，从事繁重的体力和脑力活动，一定会有大量的能量消耗，补充大量水和营养是非常必要的，但注意晚上不要吃过分生冷油腻辛辣的食物。如果担心会饿，可以在睡前来点牛奶和小饼干。切记睡前不要喝酒，咖啡和浓茶，吸烟，这些都含兴奋物质会导致失眠。

第四，入睡前不要老想事情。想事情时会维持你的大脑兴奋,而大脑神经抑制才能睡。遇到明天有重要的事，建议离开床，在纸上把想做的事情详细列出来，然后再踏踏实实回床，放下精神上的包袱，睡眠自然就好了。

第五，入睡前不要老看钟表。一旦哪天晚上你真的睡不好了，千万别老去看表，越看会越焦虑，越焦虑越睡不着，形成恶性循环。可以上个闹铃，第二天让闹铃叫你醒来就是了。

第六，睡不着也不能强迫自己想办法入睡。有个比喻，睡眠像冲浪，你准备好了冲浪板，但没有浪还是没法冲。睡眠压力就是这个海浪。保持清醒的时间越长，睡眠动力越大，越容易进入睡眠状态。反之，睡眠动力越小，越难以入睡。这跟决心和意志力无关，强迫不来的。

第七，白天一定要少睡。我们中国人讲究午睡，注意是小睡哦。大睡了晚上肯定睡不好，因为你自己把好不容易从醒来后攒到的睡眠动力给释放了。

文稿撰写者：王健，中国中医科学院广安门医院
朗读者：陈爱欣，中国中医科学院广安门医院

第四部分
心理防护的操作技术

稳定神经的腹式呼吸技术

腹式呼吸就是在呼吸的时候，缓慢而深沉地呼吸，吸气时让膈肌向下移，腹部就会鼓起来；呼气的时候膈肌上移，腹部瘪下去，这样呼吸的时候腹部一起一伏。

当使用腹式呼吸的时候，就可以把五叶肺全部使用，这样有利于血氧的交换，能够提高血氧含量。而且腹式呼吸也会对人体的五脏六腑起到一种非常好的按摩作用。同时腹式呼吸还可以让我们的自主神经——交感神经和副交感神经达到一种比较好的平衡，能够降低心率、降低血压、降低血糖，而且能够起到很好的减压作用，能够让我们放松，降低紧张度，所以腹式呼吸是减压的一个必备技术。

稳定神经的腹式呼吸技术视频

文稿撰写和视频制作者：祝卓宏，中国科学院心理研究所

连接身心·的身体扫描技术

在当今比较流行的压力管理训练中有一个非常有用的压力管理技术，称为身体扫描技术。这里的扫描不是用CT或核磁共振扫描，而是用我们每个人都具有的自我觉察力又称为"第三只眼"扫描，这"第三只眼"就是我们的自我觉察意识。身体扫描有利于增加身心联结，促进自我觉察，特别是一线医护人员，在危险的环境工作，会产生恐惧和紧张感，有时候会出现身体的不适症状，如果不注意觉察，就会因忽视而得不到及时放松。

连接身心的身体扫描技术视频

文稿撰写和视频制作者：祝卓宏，中国科学院心理研究所

获得身心·稳定的安全岛技术

　　安全岛技术是帮助我们在压力很大或者有恐慌情绪的时候，让自己身心安顿下来的一种心理稳定化技术。这种技术用在汶川地震后很多一线救援者身上和幸存者身上，起到了很好的作用。能够帮助一线人员或幸存者，尽快恢复安全感，获得身心的稳定感。

　　什么是安全岛呢？这是我们想象的一个绝对安全的地方，自己可以用想象力寻找一个使自己感到绝对舒适和惬意的地方，它可以是在地球上的某个地方，也可以是在一个陌生的星球上，或者任何其他可能的地方。如果可能的话，它应该存在于想象的、并非现实世界里真实存在的某个地方。安全岛的重要前提条件是，这个地方只有自己一个人可以进入。如果害怕产生强烈的孤独感，也可以找一些有用的、友好的物件带着。虽然这个地方有一个边界，但是是受到绝对保护的。它应该被设置为一个只有自己进入，绝对可以阻止未受邀请的外来人、动物的闯入。真实的人物，即使是父母、兄弟姐妹、好朋友，也不能被邀请到这里来，因为我们与任何人的关系都包含一部分的阴影和压力。在我们的内在的安全岛上不应该有任何压力存在，只有美好的、安全的、充满爱意的东西存在。

获得身心稳定的安全岛技术音频

文稿撰写和音频制作者：祝卓宏，中国科学院心理研究所

认知调节的 ABCDEF 技术

　　人们的不合理信念往往都可以找到绝对化要求、过分概括化和糟糕至极这三个特征。美国著名心理学家埃利斯提出了合理情绪疗法，其中较为人知的是 ABC 理论，事实上完整的治疗模式由 ABCDEF 六个部分组成。A：activating event，指发生的事件；B：beliefs，指人们对事件所持的观念或信念，C：consequence，指观念或信念所引起的情绪或行为后果；D：disputing，指劝导干预；E：effect，指治疗或咨询效果；F：feeling，指治疗或咨询后的新感觉。人们面对外界发生的负性事件，为什么会产生消极的情绪体验？人们常常认为罪魁祸首是负性事件（A）。但埃利斯认为，事件（A）本身是引起情绪或行为后果（C）的原因之一，而人们对于事件（A）的不合理信念（B）才是最关键的原因所在。因此要改善人们的不良情绪及行为后果（C），就要劝导干预（D）非理性信念的存在，等到劝导干预（D）产生了效果（E），就会产生积极的情绪与行为，也会有愉悦充实的新感觉（F）产生。

　　简而言之，A 通过 B 产生了 C，C 是症状，想要消除 C 可以通过自我辩论（D）或寻求咨询师的劝导干预（D）

来改变信念（B），从而产生效果（E）；又或者可以直接改变 A，即改变事件本身，问题解决即症状消除。

认知调节的 ABCDEF 技术音频

文稿撰写者：张驰，北京交通大学

音频制作者：田一禾，飞驰家工作室

控制愤怒情绪的 STOP 技术

　　在愤怒、恐惧等情绪状态下，有没有可能不被情绪掌控？ STOP 技术，值得在日常有困难情绪出现时，反复练习。共四个步骤：第一步，STOP，暂停；第二步，Take a breath，选择将关注的焦点聚焦于这吸气呼气的过程；第三步，Observe，以一种开放好奇的态度与当下这身心感受保持一种开放的、好奇的探索、觉察；第四步，Proceed，明确当下最想要的方向与价值，在内在价值的引领下，做出最有智慧的选择。

　　控制愤怒情绪的 STOP 技术音频

　　文稿撰写和音频制作者：葛璐璐，广州市公安局警察训练部

调节负性情绪的 RAIN 技术

RAIN 技术是一个富有洞察力的自我探索练习，可以把它融入日常生活中，去帮助我们发现那些触发强烈情绪反应的深层线索。可以使用缩写 RAIN 来代表自我情绪探索的过程，我们对紧张、焦虑、恐惧、抑郁等情绪不需要回避，而是要面对和接纳。

R（Recognize）：认识到当前的强烈情感。

A（Allow）：允许或承认情绪的存在。

I（Investigate）：探索身体、情感和思维。

N（Non-identify）：不对任何形式的存在加以评判。

调节负性情绪的 RAIN 技术音频

文稿撰写和音频制作者：祝卓宏，中国科学院心理研究所

缓解压力的催眠技术

　　催眠是一种注意力高度专注的聚焦体验，能唤起身体和心理多个水平的知觉和反应，有目的地放大和利用个人的资源。

　　潜意识对调节和控制人体的呼吸、消化、血液循环、免疫反应、物质代谢以及各种反射和反应均起着很大作用。催眠是对潜意识的工作，许多研究证明，在催眠状态下暗示身体处于不同状态，代谢率就出现相应的变化。因此，在催眠状态下，根据强化的原则，自己不断地强化积极性情感、良好的感觉以及正确的观念等，使其在意识和潜意识中印记、贮存和浓缩，在脑中占据优势，就可以通过心理生理作用机制对心身状态和行为进行自我调节和控制。

　　催眠作为一种循证的心理干预方法，可以有效缓解身心压力，增进积极情绪和躯体放松，调动个体的心理资源，从而起到缓解压力和提升心理韧性的作用。

缓解压力的催眠技术音频

文稿撰写者：张驰，北京交通大学
音频制作者：田一禾，飞驰家工作室

三分钟呼吸空间减压技术

三分钟呼吸空间，也被称为三步呼吸空间。共三个步骤：第一步，开放；第二步，专注；第三步，扩展。在进行这一练习时，请先有意识地调整身体的姿势，背部挺直但不僵硬，双肩放松。可以闭上眼睛，也可以睁着眼睛。以开放、专注的方式，探索与发现，扩展在生活、工作的方方面面。

三分钟呼吸空间减压技术音频

文稿撰写和音频制作者：葛璐璐，广州市公安局警察训练部

渐进式肌肉放松技术

　　渐进式肌肉放松技术，是一种逐渐的、有序的使肌肉先紧张后放松的方法，通过改变躯体的反应，改善个体的情绪。

　　在日常生活中，当人们心情紧张时，不仅情绪上紧张、恐惧、害怕，而且全身肌肉也会变得沉重僵硬；但当紧张情绪松弛后，沉重僵硬的肌肉也可通过其他各种形式松弛下来（如睡眠、按摩等）。基于以上原理，渐进式肌肉放松技术就是训练个体能随意放松全身肌肉，以达到随意控制全身肌肉的紧张程度，保持心情平静，缓解紧张、恐惧、焦虑等负性情绪的目的。

渐进式肌肉放松技术音频

文稿撰写者：张驰，北京交通大学
音频制作者：田一禾，飞驰家工作室

身心·双修的体育锻炼技术

中国传统养生是一门颐养身心的学问，是华夏民族对人的生命的独特认知，是长期理论思想与实践经验的总结，经常习练养生功法可以起到强身健体，修身养性，延年益寿的作用。

1. 传统体育养生功法锻炼基本原则

松静自然；动静相兼；练养结合；循序渐进；持之以恒。

2. 传统体育养生功法锻炼基本要领

（1）身体端正——调身。

（2）呼吸深长匀细——调息。

（3）心神宁静——调心。

传统体育养生锻炼方法繁多，但基本要领相同，调身、调息、调心被称为练功三要旨。三者之间相互依存相互制约，调身是基础，调息是中介，调心是主导。

健身气功·易筋经

易筋经源自我国古代导引术，其功法特点动作舒展，伸筋拔骨；柔和匀称，协调美观；注重脊柱的旋转屈伸。易筋经功法共分为十二势：

第一势　韦驮献杵第一势　　第二势　韦驮献杵第二势

第三势　韦驮献杵第三势　　第四势　摘星换斗势

第五势　倒拽九牛尾势　　　第六势　出爪亮翅势

第七势　九鬼拔马刀势　　　第八势　三盘落地势

第九势　青龙探爪势　　　　第十势　卧虎扑食势

第十一势　打躬势　　　　　第十二势　掉尾势

健身气功·易筋经视频

健身气功·八段锦

"八段锦"是我国古代的导引术，其中的"八"字不是单指段、节和八个动作，而是表示如八卦那样，其功法有多种要素，相互制约，相互联系，循环运转。

清朝末年，人们首次把八段锦编辑成套路，以歌诀的形式概括了八段锦的动作做法和锻炼目的：两手托天理三焦，左右开弓似射雕。

调理脾胃须单举，五劳七伤往后瞧。

摇头摆尾去心火，两手攀足固肾腰。

攒拳怒目增气力，背后七颠百病消。

健身气功·八段锦视频

健身气功·八段锦口令音频

健身气功·六字诀

六字诀，又称六字气诀，是我国古代流传下来的一种独特的健身养生方法。它是运用呼吸吐纳配合默念嘘（xu）、呵（he）、呼（hu）、呬（si）、吹（chui）、嘻（xi）六种字音，来调整肝、心、脾、肺、肾、三焦气机，起到强壮脏腑、祛除病邪、延年益寿的作用。

习练时要掌握好"先出声，后无声"的原则。要求习练者在初学时可采用吐气出声的方法，以便于校正口型与读音，防止憋气；在练习熟练以后，可逐渐过渡为吐气轻声，渐至匀细柔长最后吐气无声的状态。

健身气功·六字诀视频

健身气功·六字诀口令音频（来自国家体育总局健身气功管理中心）

文稿撰写和音视频制作者：马文慧，华北科技学院

引导性音乐联想技术

　　引导性音乐联想技术属于接受式音乐治疗的方法之一，由治疗师始终引导和控制着音乐想象的全过程，包括对音乐的选择、想象情景的设定、想象进程的发展，来访者跟随治疗师进行引导想象。想象内容通常以美好的大自然情景和良好的自我体验为主，以达到增强积极心理和生理体验，建立安全感、放松感和良好的自我体验的目的，属于浅层次的治疗，常用在单纯的正常人的音乐放松训练、减压、增加其积极体验；或深层次心理治疗的开始阶段，即稳定化阶段，目的是帮助来访者增强对内心痛苦的承受能力和自我的力量。操作过程通常是：放松——音乐想象——稳定与强化，这种方式也可以用在集体治疗中。

　　您可以根据自己的需要选择收听或收看以下音频或视频。

　　● 放松、静下来、稳定情绪

　　音频：放松、静下来、稳定情绪。

　　视频：央视频，美丽中国质量 4K 版，标题："来自方舱医院的治愈系，向往静谧纯净的中国'天空之城'"。[①]

---

　　① https://m.yangshipin.cn/user?cpid=19385610206530892

● 卸下负担、让轻盈的感觉在身体里稳下来

音频：卸下负担、让轻盈的感觉在身体里稳下来。

视频：央视频，美丽中国质量 4K 版，标题："来自方舱医院的治愈系，让雪域高原的圣洁阳光荡涤身心"。[①]

● 觉察自己，感恩自己，珍爱自己

音频：觉察自己，感恩自己，珍爱自己。

视频：央视频，美丽中国质量 4K 版，标题："来自方舱医院的治愈系，秘境之地的诗与远方"。[①]

文稿撰写和音频制作者：邓炜，武汉体育学院

---

① https://m.yangshipin.cn/user?cpid=19385610206530892